VERDAUUNGSSYSTEM

Klinik

ISBN 3-929915-12-X

Karl Heinz Herzog
Karolinenstr. 38
90 763 Fürth/Bay.
Fax: 0911/ 77 67 94

Vorwort oder so ähnlich ...

Endlich ist es also soweit, Sie halten wieder einmal ein neues Buch in Händen.
Wie Sie selbst merken, ist es mit Abstand das dickste, das wir bis jetzt geschrieben haben. Das liegt weniger am Stoffgebiet, als vielmehr daran, daß sich unsere Frau Doktor irgendwie geistig schon einschießt auf den "Rommelfanger". Wie sich das in Zukunft finanziell abfangen läßt weiß ich heute noch nicht, aber wir werden den Preis so lange wie möglich halten.
Sonst läßt sich noch ein Wort zum Vertrieb sagen. Wenn keine der Stammbuchhandlungen (im Anhang) in Ihrer Nähe liegt, dann bestellen Sie doch bitte in Zukunft bitte bei Herrn Brockmann, der unseren Direktvertrieb übernommen hat. Es gab da teilweise häßliche Szenen mit dem Buchhandel bei Bestellungen und Vormerkungen. Das Problem besteht halt darin, daß ich bisher alle Rücksendungen von Büchern (*Falschbestellungen, Kunde braucht nicht mehr o. ä.*) wegwerfen konnte. Nachdem wir ohnehin nicht so "fett" kalkulieren ist das mehr als lästig.
Ach ja, noch ein Wort an die Paracelsus-Schüler. Mir ist zu Ohren gekommen, daß es heißt, wir würden der Schule nicht genug Prozente geben, deshalb wären die Bücher nicht in den Bookshops.
Richtig ist, daß die Paracelsus einen Rabatt bekommen hat, daß dem Buchhandel die Augen tropfen, wenn er daran denkt, daß jedoch die Geschäftsleitung mit Frau Dr. Rommelfanger im Rechtsstreit ist, und deshalb alles, was Rommelfanger heißt, auf dem Index steht. Die Paracelsus hat die letzte Lieferung, die sie von uns bekam zurückgehen lassen, also an uns hat's nicht gelegen. Das hat man nun davon, wenn man zu beliebt wird ...
So, das wär's jetzt glaube ich mit Neuigkeiten. Ach ja, unsere eigenen Räume werden im November eingeweiht, dann kann's Kursmäßig richtig losgehen. Superräume, Superdozenten und Superlernmaterial, Herz, was begehrst du mehr. Hoffentlich auf bald ...

Ihr ARDEA Verlag

Therapie, Therapiehinweise, Tips für die Praxis.

schlechte Prognose

gute Prognose

Hinweise, Tips oder auch wichtiges für die Prüfung was nirgendwo steht aber schon nützlich war.

Wiederum Hinweise (Sie sehen, das taucht öfter auf), diesmal eher technische Hinweise, Querverweise auf andere Themen oder Fragen, bzw. auch ... daraus folgt, ... das führt zu ...

Komplikationen, auch **ACHTUNG!** oder Vorzeichen für ernstere Zwischenfälle.

● Aufzählungen, wichtige Punkte (die z. T. auch schon wörtlich so gefordert wurden!)

○ ebenfalls Aufzählungen, aber thematisch untergeordnet (im Sinne der Frage)

Neu im Verein: Beschwerden des Patienten, Anamnese.

Labor; Befunde.

klinische Erscheinungen.

bei diesem Symbol sollte Ihnen ein Licht aufgehen. Meist handelt es sich um pathophysiologische Fakten.

hier sollten Sie nachsehen bei ...

ganz besonders wichtig für Sie: **BEHANDLUNGSVERBOT !!**

§§ das gehört ebenfalls zur **... GESETZESKUNDE !!**

Zu guter letzt noch ein für den Index, der auch zum Lernen gedacht ist. Die fetten Zahlen sind Fragen, in denen das Stichwort verlangt wird, normal gedruckte Zahlen verweisen auf einen Kommentar.

1) Nennen Sie 5 Ursachen für Bluterbrechen!

Ulcus ventriculi

Ösoph. CA

Ösophagus varizen

Magen CA

Gastritis

Antwort:

☒ Ösophagusvarizen,
☒ Ösophaguskarzinom,
☒ Magenulcus,
☒ Gastritis,
☒ Magenkarzinom.

BLUTERBRECHEN (*Hämatemesis*) kann sich in 2 verschiedenen Spielarten bemerkbar machen:

- einmal das schwallartige Erbrechen **HELLROTEN BLUTES,**
- zum anderen das **KAFFEESATZARTIGE ERBRECHEN**, falls das Blut vor dem Erbrechen mit der Magensäure in Kontakt gekommen war.

Jede Erkrankung des oberen Verdauungstrakts, die mit einer Blutung einhergeht, kann, bei starker Ausprägung der Blutung zum **BLUTERBRECHEN** führen; bei schwächerer Ausprägung zur **MELAENA.**

siehe Amtsarztfragen Verdauungsorgane Vorklinik.

Erkrankungen des oberen Intestinaltrakts, die mit einer Blutung einhergehen können, sind:

- das Ulcus duodeni,
- die Ösophagusvarizen.

Diese beiden Krankheiten stellen die häufigsten Ursache für Bluterbrechen dar.

An nächster Stelle der „Häufigkeitshitparade" stehen

- das Ulcus ventriculi,
- und die Gastritis.

Seltener sind Ursachen wie

- eine Ösophagitis,
- ein Magenkarzinom oder
- das Ösophaguskarzinom.

Noch seltenere Ursachen sind:

- Gerinnungsstörungen, wie der
  - M. Werlhof
    siehe Amtsarztfragen HÄMATOLOGIE
  - Antikoagulantientherapien oder
  - eine Leukämie; oder
- ein Ösophagusdivertikel.

2) Welche Aussage/n ist/sind richtig?

Adenofibröse Polypen ...

a) sind oft im Dickdarm lokalisiert.
b) können maligne entarten.
c) können Blutungen verursachen.
d) sind immer gestielt.
e) sind mit dem M. Crohn vergesellschaftet.

A) Alle Aussagen sind richtig.
B) Nur Aussagen a, b und c sind richtig.
C) Nur Aussagen a, c, d und e sind richtig.
D) Nur Aussagen c und e sind richtig.
E) Nur Aussagen b und d sind richtig.

Antwort:

☒ Lösung B

POLYPEN sind umschriebene Vorwölbungen der Schleimhaut und eigentlich relativ häufig im Magen-Darm-Bereich.

Sie treten meist nach dem **50. Lebensjahr** auf.

ⓐ Besonders häufig sind sie im **DICKDARM** anzutreffen.

Polypen sind von ihrer histologischen Struktur her Adenome; d. h. sie bestehen aus **Drüsengewebe** (*Bindegewebe*), und sind **gutartig** (*adenofibröse Polypen*).

Adenome teilt man ein in

- tubuläre Adenome
- villöse Adenome und
- tubulovillöse Adenome.

ⓓ Nur die **TUBULÄREN ADENOME** sind gestielt, alle anderen Adenome sitzen breitbasiger auf.

ⓑ Alle Adenome können **ENTARTEN**, die **VILLÖSEN ADENOME** tun dies jedoch bevorzugt. Je größer die Polypen sind, desto wahrscheinlicher ist eine Entartung.

ⓒ Meistens kommt man Polypen dadurch auf die Schliche, daß der **HÄMOCCULTTEST** der Krebsvorsorge positiv ausfällt; d. h. die meisten Polypen machen sich durch mehr oder weniger ausgedehnte **Blutungen** bemerkbar.

☞ Erinnern Sie sich: Die meisten chronischen Eisenmangelanämien bei älteren Menschen haben als Ursache eine Blutung im Magen-Darm-Trakt.

Eine weitere Möglichkeit für einen Polypen, sich bemerkbar zu machen, sind **SCHLEIMABGÄNGE**, oder die Sekretion von **KALIUM** (*Herzrhythmusstörungen!!*).

ⓔ Mit dem **M. CROHN** haben Polypen nichts zu tun.

Der M. Crohn ist gekennzeichnet durch

- Fisteln aller Art, durch das
- Pflastersteinrelief der Mukosa des entzündeten Darmabschnitts und durch
- jede Menge extraintestinaler Symptome;

an den Polypen ist er jedoch ausnahmsweise unschuldig.

🕮 **siehe Frage # 50**

3) Welche Aussage/n ist/sind richtig?

Folgende Symptome weisen auf schweren Leberschaden hin:

a) Gelbfärbung der Skleren.
b) Spider naevi.
c) flapping tremor.
d) rasche Zunahme der Lebergröße.
e) zeitlich und örtlich desorientiert.

A) Alle Aussagen sind richtig.
B) Nur Aussagen a und b sind richtig.
C) Nur Aussagen a, b, c und d sind richtig.
D) Nur Aussagen c und e sind richtig.
E) Nur Aussagen b, c und d sind richtig.

Antwort:

☒ Lösung D.

Ein schwerer Leberschaden ist gekennzeichnet durch die sog. **HEPATISCHE ENCEPHALOPATHIE.**

Es handelt sich dabei um eine **FUNKTIONSSTÖRUNG DES GEHIRNS** aufgrund der mangelnden Entgiftungsfunktion der Leber.

Die genauen Pathomechanismen sind noch unbekannt; man weiß jedoch, daß es mit Eiweißspaltprodukten zusammenhängt, die für ein Ungleichgewicht der verschiedenen Aminosäuren untereinander verantwortlich sind. Dadurch und durch einen hohen Ammoniakspiegel im Blut kommt es zur Synthese von falschen Neurotransmittern, die letztlich eine unspezifische Gehirnfunktionsstörung verursachen können. Der Patient verstirbt dann am **LEBERKOMA.**

Der klinische Verlauf zeigt ein zunehmend **AGGRESSIVES VERHALTEN** des Patienten, das auch in ein **DELIR** übergehen kann.

ⓔ Der **Schlaf-Wachrhythmus** ist gestört, der Patient ist allgemein desinteressiert und **ZEITLICH UND ÖRTLICH NICHT ORIENTIERT.**

ⓒ Die Mimik und die Sprache zerfällt zusehends und als Zeichen einer neuromuskulären Störung tritt der sog.

- **FLAPPING TREMOR** auf.

Beim Versuch, mit ausgestreckten Armen die Hände im Handgelenk nach oben abzuwinkeln, fallen die Hände nach einiger Zeit immer wieder nach unten; mit etwas Phantasie sieht das aus wie ein Flügelschlag - **FLAPPING TREMOR.**

siehe Amtsarztfragen NOTFÄLLE

ⓐ Die **GELBFÄRBUNG DER SKLEREN** weist auf einen **IKTERUS**, eine Gelbsucht hin. Ein Ikterus kann aus vielerlei Gründen entstehen und ist sicher Ausdruck einer Überforderung der Leber - aber er muß noch nicht das Ende für den Patienten bedeuten.
Außerdem sollte man auch die Möglichkeit des **PRÄHEPATISCHEN** Ikterus bei Hämolyse in Betracht ziehen.

ⓑ **SPIDER NAEVI** sind Hautzeichen, die bei einer **LEBERZIRRHOSE** auftreten. Auch eine Leberzirrhose muß noch lange nicht das Ende bedeuten, besonders dann nicht, wenn man die zugrundeliegende Noxe wegläßt (*meist Alkohol!*).

ⓓ Eine rasche Zunahme der Lebergröße weist auf eine Entzündung der Leber hin; meist ist die Leber dann auch druckschmerzhaft.
Es kommt hier eigentlich nur eine **HEPATITIS** in Frage -
Behandlungsverbot beachten -
auch eine Hepatitis muß nicht das Ende aller Tage bedeuten.

*Damit keine Mißverständnisse auftreten: bei der **Hepatitis** muß es nicht immer zu einer Vergrößerung der Leber kommen; die Leber kann sich auch verkleinern (Hinweis auf drohendes Leberkoma) oder die Größe kann unverändert bleiben.*

☞ *Was aber immer zu finden ist: aufgrund des Ödems ist die Leber **druckschmerzhaft**.*

4) Nennen Sie die Leitsymptome des Rektum-Karzinoms!

wechselnde Stühle

Blut im Stuhl

Antwort:

☒ Veränderung der Stuhlgewohnheiten, besonders ein Wechsel zwischen Verstopfung und Durchfall, sowie eine Blutbeimengung zum Stuhl.

65% aller Kolon-Karzinome sitzen im **REKTUM**.

Das **Rektum-Ca** macht sich hauptsächlich bemerkbar durch einen **VERÄNDERTEN STUHLGANG**.

Charakteristisch ist ein Wechsel zwischen

- **VERSTOPFUNG** (*Obstipation*) und
- **DURCHFALL**.

Pathophysiologisch liegt dabei Folgendes zugrunde:

- Das Karzinom wächst meist zirkulär stenosierend. Durch die Stenose kommt es zu einer Passagebehinderung und zur Obstipation.
- Hinter der Stenose staut sich der Chymus mit den Darmbakterien. Da die Darmbakterien den Chymus lustig weiter zersetzen, kommt es nach einiger Zeit (*Tagen*) zur Verflüssigung. Der flüssige Chymus kann jetzt weitertransportiert werden und verursacht einen „imperativen" Stuhlgang.

Eigentlich müßte dem Patienten ein solcher Wechsel seiner Stuhlgewohnheiten auffallen.

Weiterhin kommt es beim Rektum-Ca häufig zu einem **GEFÜHL EINER UNVOLLSTÄNDIGEN ENTLEERUNG**.
Dieses Gefühl trügt nicht - das, was noch im Rektum drin ist, ist das Karzinom!

Meist ist der **HÄMOCCULTTEST** positiv. Beim Rektum-Ca ist die Chance, das Karzinom über dem Hämocculttest nachzuweisen, wesentlich besser als bei rechtsseitig gelegenen Kolon-Karzinomen, da bei einer längeren Darmpassage das Blut natürlich auch von den Bakterien abgebaut wird. Die Trefferquote beim Rektum-Ca ist immerhin über 70 % (*Krebsvorsorgeuntersuchungen lohnen sich!*).

Manchmal kommt es auch zu **SCHMERZEN** im Bereich des Karzinoms, oder, in späteren Stadien zu **GEWICHTSABNAHME** oder zu einer **BLUTUNGSANÄMIE** (*Eisenmangelanämie*), die meist mit einer **APPETITLOSIGKEIT** gekoppelt ist.

Übrigens: das Kolon-Karzinom ist abhängig von Ernährungsfaktoren: wenn wenig Ballaststoffe zugeführt werden, ist die Chance, ein Ca zu entwickeln, wesentlich höher!

Die Prognose des Karzinoms liegt bei 60 % Überlebensrate in einem Beobachtungszeitraum von 5 Jahren.

5) Welche Aussage/n ist/sind richtig?

Ursachen eines Pfortaderhochdrucks können sein:

a) Leberzirrhose.
b) Perikarditis
c) Pankreaskopfkarzinom.
d) Fettleber.
e) Ascites.

A) Nur Aussagen a, b, c, und d sind richtig.
B) Nur Aussagen a und d sind richtig.
C) Nur Aussagen a, c, d und e sind richtig.
D) Nur Aussagen c und e sind richtig.
E) Nur Aussagen b und d sind richtig.

Antwort:

☒ Lösung A.

Ein **PFORTADERHOCHDRUCK** ist immer nur ein **SYMPTOM EINER GRUNDKRANKHEIT**.

Beim Pfortaderhochdruck erhöht sich der venöse Druck in allen Venen des Splanchnikusgebiets.

☞ Es entstehen **UMGEHUNGSKREISLÄUFE**

- Ösophagusvarizen,
- Hämorrhoiden,
- Caput medusae.

Die Ursachen eines Pfortaderstaus kann man einteilen in:

- **PRÄHEPATISCHE** Ursachen.
  Hier handelt es sich um eine

  - **PFORTADERTHROMBOSE** oder um eine
  - **MILZVENENTHROMBOSE**.

  Die Thrombosen können z. B. von einer

  - **Nabelschnurinfektion** herrühren oder von einem
  - **Tumor** (*Pankreaskopfkarzinom*).

  Eine andere Ursache wäre beispielsweise die

  - **Polyzythämia vera** oder eine
  - langjährige Einnahme der **Pille**.

- **INTRAHEPATISCHE** Ursachen können sein:

ⓐ ❍ Leberzirrhose,
ⓓ ❍ Fettleber,
❍ Schistosomeninfektionen oder
❍ eine Beteiligung der Leber bei myeloproliferativen Erkrankungen (*Infiltration der Portalfelder bei Leukosen*).

Die intrahepatische Pfortaderstauung kommt am häufigsten vor.

- Eine **POSTHEPATISCHE** Pfortaderstauung kann verursacht werden durch eine Abflußstauung im Bereich der Lebervenen.

Hierbei kann es sich um einen

ⓑ ❍ Tumor oder auch um eine
❍ **PERIKARDITIS** handeln.

ⓔ Ein **ASCITES** ist eine **KOMPLIKATION** des Pfortderhochdruck bzw. der zugrunde iegenden Krankheit.

- Durch den verminderten Abfluß kommt es zur **TRANSSUDATION** von Flüssigkeit in die Bauchhöhle.
- Wenn dem Pfortaderhochdruck eine intrahepatische Störung zugrunde liegt, ist es möglich, daß zusätzlich die **ALBUMINFRAKTION** des Blutes vermindert ist. Dadurch kommt es ebenfalls zur **ÖDEMBILDUNG**.

siehe Amtsarztfragen Herz/Kreislauf Vorklinik.

6) Welche Aussage ist falsch?

Symptome eines Pankreaskopfkarzinoms können sein ...

A) Lebervergrößerung
B) Rückenschmerzen, die in der Hockstellung erträglicher werden
C) tastbare Gallenblase
D) Hypoglykämie
E) Fettstuhl

Antwort:

☒ Lösung D.

Das Pankreaskopfkarzinom wird mit

- **NAHRUNGSFAKTOREN**, sowie dem
- Rauchen und dem
- Kaffeekonsum in Verbindung gebracht.

Es ist ein Karzinom des fortgeschrittenen Alters.

Ein Pankreaskopfkarzinom bleibt in der Regel lange Zeit unentdeckt.

In der Anamnese tauchen

- eventuell **OBERBAUCHBESCHWERDEN** auf und
- anfangs ein Schmerz nach der Nahrungsaufnahme.
- Ⓑ Später resultiert ein **DAUERSCHMERZ**, der in den Rücken ausstrahlt und der dadurch abgemildert werden kann, daß der Patient sich zusammenkrümmt (*in die* ***HOCKE*** *geht*).
  Dieses Hocken ist eine typische „**Pankreasschonhaltung**“.

Das Pankreaskopfkarzinom verursacht relativ regelmäßig einen **VERSCHLUSSIKTERUS** mit Cholestase; durch den Rückstau des konjugierten Bilirubins wird **JUCKREIZ** ausgelöst.

An Befunden kann man oft eine schmerzlose, vergrößerte, tastbare **GALLENBLASE** palpieren ...

© ● **COURVOISIER'SCHES ZEICHEN;**

sie ist bis zum Beweis des Gegenteil Hinweis auf ein Pankreaskopfkarzinom.

Ⓐ Weiterhin kann man eine **LEBERVERGRÖSSERUNG** aufgrund der Cholestase erwarten.

Ⓔ In fortgeschritteneren Fällen kann eine

- exokrine **PANKREASINSUFFIZIENZ** mit **FETTSTÜHLEN** resultieren oder auch
- ein Diabetes mellitus.

Der Tumor wird mittels des Ultraschalls oder einer Röntgenaufnahme bestätigt.

An Therapie ist in jedem Fall eine **OPERATION** anzustreben, alleine um die Gallenwege und das Duodenum freizuhalten.

Die 5-Jahres-Überlebensrate beträgt 1 %.

Ⓓ Eine **HYPOGLYKÄMIE** (*Unterzucker*) entsteht z. B.

- beim **DIABETIKER**, wenn er vergißt, eine Mahlzeit einzunehmen, aber trotzdem seine normale **Insulin**dosis appliziert.

- Ein anderer Grund wäre, wenn der Patient einen **insulinproduzierenden Tumor** hat.

Bei einer Zerstörung des Pankreas kann es aber maximal zu einem Insulin-**MANGEL**, also zu einer **HYPER**-glykämie kommen.

7) Was untersuchen Sie bei Verdacht auf Appendicitis?

Antwort:

☒ Druck- und Loslaßschmerz am McBurney- und Lanz-Punkt, gekreuzter Loslaßschmerz, Fieber, BKS, rektale Untersuchung

Die **AKUTE APPENDICITIS** ist die häufigste Baucherkrankung des Kinder- und Jugendalters.
Sie beginnt plötzlich mit starken **BAUCHSCHMERZEN** im Nabelbereich;
die Schmerzen wandern erst nach einigen Stunden in den rechten Unterbauch.

Die **körperliche Untersuchung** umfaßt

❶ den Druck- und Loslaßschmerz am **LANZ'SCHEN** und **MCBURNEY-PUNKT**,

❷ sowie den gekreuzten Loslaßschmerz (***BLUMBERG-ZEICHEN***).

❸ Außerdem läßt sich meist eine Abwehrspannung der Bauchdecken erfassen.

❹ Beim Ausstreichen des Colon ascendens in Richtung Appendix tritt ebenfalls ein Schmerz auf (***ROVSING-ZEICHEN***).

❺ Schmerz tritt auch auf bei der **REKTALEN UNTERSUCHUNG**.

❻ Da der Appendix auf dem M. psoas zu liegen kommt, kann auch das sog. **PSOASZEICHEN** positiv sein: Schmerzen beim Anheben des rechten Beins gegen Widerstand (*das linke Bein läßt sich problemlos anheben*).

An **Laboruntersuchungen** findet man

- eine **LEUKOZYTOSE**, sowie
- eine **BKS**, die nach 12 Stunden **ERHÖHT** ist;
- **FIEBER** tritt bei Kindern immer auf.

Die geeignete Therapie ist (*bei gesichertem akuten Stadium*) die **OPERATION**.

8) Welche Aussage/n ist/sind richtig:

Ursachen der Leberverfettung können sein:

a) eiweißarme Unterernährung
b) Überernährung
c) Diabetes mellitus
d) Hämochromatose
e) Alkoholmißbrauch

A) Alle Aussagen sind richtig.
B) Nur Aussagen a und e sind richtig.
C) Nur Aussagen a, b und e sind richtig.
D) Nur Aussagen b, c und d sind richtig.
E) Nur Aussagen c, d und e sind richtig.

Antwort:

☒ Lösung A.

Eine **FETTLEBER** ist prinzipiell ein Zeichen der **ÜBERFORDERUNG** der Leber.

Fette zu handhaben ist für den Körper relativ aufwendig; wenn also Belastungen irgendwelcher anderer Art auftreten, bleiben die Fette in der Leberzelle erst mal liegen ...
➡ die **FETTLEBER**.

Daraus ergibt sich auch, daß eine Fettleber reversibel ist, wenn die zugrundeliegende Noxe verschwunden ist.

ⓔ Die häufigste Ursache der Fettleber ist der **ALKOHOLABUSUS**.
Hier muß sich die Leber verstärkt darum bemühen, den Alkohol aus dem Blut zu schaffen und hat keine Zeit für andere Dinge.
Das kann sogar soweit gehen, daß die Leber nicht einmal mehr Zeit und Muße hat, sich um den **Blutglucosespiegel** zu kümmern ...
➡ daraus resultiert eine **Hypoglykämie**,
(*die bekanntlich Hirnschäden verursachen kann*).

ⓒ Auch der **DIABETES MELLITUS** stellt eine nicht unerheblich Leberbelastung dar.
Da die Zellen jetzt weniger Glucose aufnehmen können, wird vermehrt Fett verstoffwechselt.

ⓐ Bei einer **UNTERERNÄHRUNG** muß die Leber **ALBUMINE** herstellen - der Fettstoffwechsel bleibt schon wieder auf der Strecke.

ⓑ Bei einer **ÜBERERNÄHRUNG** müssen die Nahrungsfette ein- und umgebaut werden - auch wieder eine Leberbelastung.

ⓓ Auch bei allen **INTOXIKATIONEN** im weiteren Sinn ist die Leber betroffen.

Da die Leber unser Hauptentgiftungsorgan ist, ist

- bei allen **Medikamentengaben**,
- bei **Pilzgiften** oder auch
- bei endogenen Intoxikationen, wie der **Hämochromatose** (*Eisenspeicherkrankheit*)

die Leber **ÜBERLASTET**.

An Befunden kann man eventuell einen leichten **DRUCKSCHMERZ** feststellen, manchmal ist die Leber vergrößert.

➡ Wenn die Noxe ausgeschaltet werden kann, erfolgt eine vollständige Rückbildung der Symptome;

➡ wenn die Noxe nicht abgestellt wird, geht die Fettleber in eine **LEBERZIRRHOSE** über.

9) Eine 55jährige Patientin kommt zu Ihnen und berichtet über saures Aufstoßen, das in den letzten Monaten langsam, aber kontinuierlich zugenommen hatte. Oft tritt ein Brennen hinter dem Brustbein auf, das sich nach dem Essen und im Liegen verschlimmert. Bereits zweimal im letzten Vierteljahr hatte die Patientin erbrechen müssen; das Erbrochene hatte schwarz-grießlich ausgesehen.

An Befunden können Sie erheben: Patientin im guten Allgemeinzustand; sie wirkt nicht krank. Eine Gewichtsabnahme in der letzten Zeit verneint sie. Kein Fieber, BKS 4/7, kein Druckschmerz im Abdomen.

An Laborbefunden ergibt sich: Hb 10,2 mg%. Leukos 5800/µl, Erys 4,1 Mill/µl; bei 2 von 3 Testbriefchen ließ sich okkultes Blut im Stuhl nachweisen.

Nennen Sie die wahrscheinliche Diagnose und mindestens 1 Differentialdiagnose.

Antwort:

☒ Hiatushernie;
☒ Magenkarzinom.

Das schwarz-grießlich Erbrochene nennt man **KAFFEESATZARTIGES ERBRECHEN** und es weist auf eine **BLUTUNG IM OBEREN GASTROINTESTINALTRAKT** hin, wobei das Blut mit Magensäure in Kontakt gekommen ist.

siehe Frage # 1
siehe Amtsarztfragen VERDAUUNGSORGANE VORKLINIK

Wenn ein Patient an irgendeiner Stelle Blut aufweist, wo es nicht hingehört -

- im Urin,
- im Sputum,
- im Stuhl etc. -

ist bis zum Beweis des Gegenteils immer ein **KARZINOM** anzunehmen.

Wenn Sie und der Patient immer das Schlimmste annehmen, werden Sie in den meisten Fälle freudig überrascht sein.

Allerdings würde man in diesem Fall eher ein Krankheitsgefühl erwarten, Unverträglichkeit von, bzw. Widerwillen gegen Fleisch, eine leicht erhöhte Senkung und das Gefühl, einen „Magen zu haben". Da auch die Leukos bildschön sind, ist die Diagnose Magenkarzinom eher unwahrscheinlich.

In der Praxis würde man aber **IN JEDEM FALL** die Patientin zur **GASTROSKOPIE** schicken; *die Gastroskopie ist ein Eingriff mit sehr geringem Risiko, gegenüber dem Risiko, ein Karzinom zu übersehen*!!

☞Die Diagnose, die wesentlich wahrscheinlicher ist, ist eine **MAGENGLEITHERNIE.**
Gleithernien treten ungefähr ab dem 50. Lebensjahr auf und sind sehr häufig.

Wie der Name schon sagt, kann bei dieser erworbenen Abnormität der Magen in den Thoraxraum hinaufgleiten; beim Gesunden wird der Magen, auch wenn er einen Kopfstand macht, durch die Laimer'sche Membran und den Kardiasphincter im Bauchraum festgehalten.

Wohlgemerkt: der Magen ist nicht im Bauchraum irgendwie angewachsen; er liegt intraperitoneal und kann sich frei bewegen

🕮 **siehe Amtsarztfragen VERDAUUNGSORGANE VORKLINIK**

Lediglich der Kardiasphincter, das unterste Stück des Ösophagus, ist durch die Laimer'sche Membran fest mit dem Zwerchfell verbunden.
Wenn diese Laimer'sche Membran nun degeneriert (*was bei fast allen Menschen ab dem 50. Lebensjahr der Fall ist*), kann der Magen im Liegen oder bei entsprechender Füllung in den Thoraxraum gleiten; wenn der Magenschlauch wieder leer ist, und der Patient steht, gleitet der Magen wieder abwärts; dorthin wo er hingehört.

☞Ergo: Eine Gleithernie macht nur dann Beschwerden, wenn der Patient entweder liegt, oder wenn er (*für den Zustand seines Magens*) zuviel gegessen hat - sonst nicht. *Sie können sich vorstellen, daß die Diagnose dieses Zustands schwierig ist; ähnlich wie wenn sie in einem elektrischen Stromkreis einen Wakkelkontakt finden müßten.*

Das Gleiten des Magens kann aber durchaus zur Alteration der Schleimhaut führen. Manchmal bluten diese Schleimhautrisse stark und können im **HÄMOCCULTTEST** nachgewiesen werden.

☞*Lassen Sie sich nicht verunsichern! In der Schleimhaut des Magen-Darm-Trakts sind relativ wenig Schmerzrezeptoren - der Patient muß selbst bei einer großen Blutung **keine Schmerzen** haben.*

10) Welche Aussage/n ist/sind richtig?

Zu den Symptome der akuten Gallenblasenentzündung können gehören ...

a) Schmerzen.
b) Leukozytose.
c) blutiger Stuhlgang.
d) eine tastbare Gallenblase.
e) Ileus.

A) Alle Aussagen sind richtig.
B) Nur Aussagen a, b, d und e sind richtig.
C) Nur Aussagen a und b sind richtig.
D) Nur Aussagen a, c und d sind richtig.
E) Nur Aussagen a und d sind richtig.

Antwort:

☒ Lösung B

Eine akute Gallenblasenentzündung heißt Cholezystitis.

Sie wird meistens hervorgerufen durch eine **ABFLUSSBEHINDERUNG**, auf die sich eine **ENTZÜNDUNG** aufpfropft.

Stellen Sie es sich am besten so vor, daß sich in den galleableitenden Wegen ein Verschluß gebildet hat, beispielsweise durch

- einen **STEIN** oder auch durch
- karzinomatöse Wucherungen (***PANKREASKOPF-CA***).

Der Verschluß ist so dicht, daß die Galle nicht mehr ungehindert abfließen kann und sich daraus ein **Rückstau** entwickelt.
Der Verschluß der ableitenden Gallewege ist aber nicht so dicht, daß sich nicht noch eine handvoll **Bakterien** hindurchquetschen könnte; für Bakterien ist Gallenflüssigkeit ein Leckerbissen. Es passiert auch bei Gesunden immer wieder, daß sich Bakterien in die Gallenblase verirren; aber bei der nächsten Malzeit werden diese Keime wieder ins Duodenum zurückbefördert.

Da dieser Reinigungsmechanismus hier fehlt, kommt es zu einer unkontrollierten Vermehrung der Bakterien und das körpereigene Abwehrsystem muß eingreifen.

Es entwickelt sich **EITER** in der Gallenblase (*ein* ***GALLENBLASENEMPYEM***) und der Kliniker spricht von einer

- **AKUTEN CHOLEZYSTITIS.**

Die Klinik ist variabel.

ⓐ Das Schmerzempfinden reicht von einem lokalen **SCHMERZ** bis zum **AKUTEN ABDOMEN**. Manche Patienten sprechen nur von einem leichten Unwohlsein; andere können sogar eine **SEPSIS** entwickeln.

ⓔ Ein akutes Abdomen führt immer zu einem **PARALYTISCHEN ILEUS** (*das ist eine Frage der Zeit*).

An Untersuchungsbefunden kann man bei einem Drittel der Patienten
ⓓ die Gallenblase als **SCHMERZHAFTE RESISTENZ** unter der Leber tasten.

☠ *Nicht verwechseln mit der **schmerzlos** tastbaren Gallenblase (dem Courvoisier'schen Zeichen) beim Pankreaskopfkarzinom*!!

An Laborbefunden findet man fast immer

- eine erhöhte **BKS** und
- ⓑ eine **LEUKOZYTOSE** (*außer bei sehr leichten Fällen*).

Sie sehen, eine Gallenblasenentzündung muß durchaus ernst genommen werden; auch wenn sich die meisten Cholezystitiden spontan wieder zurückbilden.

Komplikationen können außer den genannten klinischen Erscheinungen zusätzlich noch eine **PERFORATION** der Gallensteine in das

- Duodenum oder ins
- Kolon sein.

Bei einer Perforation ins Duodenum besteht die Gefahr, daß der Stein an der engsten Stelle des Darmrohrs, im **TERMINALEN ILEUM** auf Höhe der Peyer'schen Plaques verkeilt und zu einem **DÜNNDARMILEUS** führt. Eine Perforation der Steine ins Kolon führt zu einer massiven Diarrhoe, das die Gallensäuren viel Wasser binden können (***CHOLAGENE DIARRHOE***).

*Trotz der deutlich zurückgegangenen Operationsfreudigkeit bei Gallensteinen sollte man spätestens beim Auftreten einer Gallenblasenentzündung an eine Operation oder an ein anderes Verfahren zur **BESEITIGUNG DER STEINE** denken!*

ⓒ Ein **BLUTIGER STUHLGANG** gehört nicht zum Bild der akuten Cholezystitis.
Er weist auf eine Erkrankung der **SCHLEIMHAUT** hin, z. B.

- ein **Karzinom** oder
- eine **Infektion** (*Ruhr etc.*).

11) Beschreiben Sie das Krankheitsbild der akuten Pankreatitis!

- **Nennen Sie typische Laborbefunde und**
- **die Komplikationen!**

Antwort:

☒ Typische Laborbefunde sind die Erhöhung der Amylase und Lipase.
☒ Komplikationen können sein:
- Schock oder eine
- Pankreasinsuffizienz.

Die **AKUTE PANKREATITIS** ist ein schweres Krankheitsbild, das mit

- **OBERBAUCHSCHMERZEN,**
- **FIEBER,**
- **IKTERUS** und
- **KREISLAUFSTÖRUNGEN** einhergeht.

Die Diagnose wird gestellt durch Bestimmung der

- **PANKREASLIPASE** und der
- **AMYLASE IM SERUM.**

☞ *Die akute Pankreatitis ist eine Krankheit, die tödlich enden kann!*

Eine **AKUTE PANKREATITIS** ist eine Erkrankung, die durch eine

- **SELBSTVERDAUUNG** des Pankreas gekennzeichnet ist.

Durch die Selbstverdauung gelangen die Pankreasverdauungsenzyme ins Blut und in alle Gewebe und zersetzen dort alles, was sie finden. Eine akute Pankreatitis ist also eine **ALLGEMEINERKRANKUNG.**

Die akute Pankreatitis kann mehrere Ursachen haben:

- es können sich **GALLENSTEINE** an der Papilla Vateri fangen und diese verstopfen - *erinnern Sie sich: die Papilla Vateri ist die gemeinsame Mündung von Dct. pankreaticus und Dct. choledochus.*

- nach langjähriger (*oder sehr kräftiger*) **INTOXIKATION** mit Alkohol, Medikamenten oder auch durch E 605 kann es zu einem Spasmus des Sphincter Oddi, des Schließmuskels der Papilla Vateri kommen.

- Bauchtraumen, Systemerkrankungen (*Lupus erythematodes visceralis*) oder auch Infektionen können dasselbe bewirken.

Pathophysiologisch kommt es zu einer **AKTIVIERUNG DER PANKREASENZYME** bereits in den Ausführungsgängen der Drüse und nicht erst im Duodenum.

Erinnern Sie sich an VERDAUUNG VORKLINIK?

Die eiweißverdauenden Enzyme werden vom Pankreas in einer inaktiven Vorstufe sezerniert und erst im Duodenum durch ein membranständiges Enzym, die Enterokinase aktiviert. Unter „inaktiver Vorstufe" versteht der Biochemiker, daß den Enzymen einige Aminosäuren zusätzlich angehängt werden; erst wenn diese Aminosäuren abgespalten sind, ist das Enzym aktiv.

Angenommen, die inaktiven Vorstufen können nicht ins Duodenum gelangen und warten vor dem verschlossenen Sphincter Oddi, dann besteht die Möglichkeit, daß diese zusätzlichen Aminosäuren von alleine „abfallen" und ein aktives Enzym bereits im Pankreas entsteht. Dieses kann eventuell noch andere Enzyme aktivieren und nun beginnt die Verdauung (*chemische Aufspaltung*) eben bereits in der Pankreasdrüse.

➡ Da hierbei Zellen des Pankreas zersetzt werden, kommt es zu Blutungen in die Drüse und zur Einschwemmung der Enzyme in die Blutbahn. Jetzt treiben die Enzyme überall im Körper ihr mörderisches Unwesen.

Kein Wunder also, daß die gesamte Abwehr auf Hochtouren läuft

➡ Fieber.

Gleichzeitig rebelliert das Pankreas:

- der Patient bekommt **BAUCHSCHMERZEN**, die im charakteristischen Fall in den **RÜCKEN** ausstrahlen und als **GÜRTELFÖRMIG** bezeichnet werden.
- Charakteristisch ist auch der sog. **GUMMIBAUCH** - eine elastische Bauchdeckenspannung, im Gegensatz zu der bretthharten Abwehrspannung beim akuten Abdomen.

Hinzu kommt

- **ERBRECHEN,**
- **VERMINDERTE DARMTÄTIGKEIT** und
- **IKTERUS.**

Die Diagnose wird in der Regel durch das **Sono** und durch **Laborbefunde** gestellt:

Alle Enzyme, die eigentlich in der Pankreaszelle sein sollten, sind im Blut zu finden:

- die **PANKREASAMYLASE,**
- die **PANKREASLIPASE,**
- das **TRYPSIN.**

Normalerweise bestimmt man

- die **LIPASE,** Normwert 20 bis 190 U/l sowie
- die **AMYLASE,** Normwert bis 120 U/l.

Die tödliche Komplikation ist der **SCHOCK.**
*Leider besteht keine Korrelation zwischen den Laborbefunden und der Prognose; eine akute Pankreatitis kann prinzipiell immer tödlich enden und gehört deshalb **IMMER IN STATIONÄRE BEHANDLUNG.***

Die Behandlung der akuten Pankreatitis beschränkt sich auf

- reichlich **FLÜSSIGKEITSZUFUHR** (*Infusionen*) und
- **NULLDIÄT** (*also praktisch Ruhigstellung des Pankreas*).

12)Welche Aussage/n ist/sind richtig?

Häufige Ursachen für eine Leberzirrhose sind:

a) chronischer Alkoholabusus.
b) Pfortaderstau.
c) Rechtsherzinsuffizienz.
d) Diabetes mellitus.
e) chronische Gallenabflußstörungen.

A) Alle Aussagen sind richtig.
B) Nur Aussagen a und e sind richtig.
C) Nur Aussagen a, b, d und e sind richtig.
D) Nur Aussagen a, c und e sind richtig.
E) Nur Aussagen b, c und d sind richtig.

Antwort:

☒ Lösung D.

Eine **LEBERZIRRHOSE** ist eine chronische Lebererkrankung, die mit einem **UMBAU DES LEBER-PARENCHYMS** einhergeht.

Histologisch handelt es sich um eine Vermehrung des Bindegewebes und eine Veränderung der normalen Läppchenarchitektonik.

ⓐ Die häufigste Ursache für die Entstehung einer Leberzirrhose ist ein **CHRONISCHER ALKOHOLABUSUS.**
Je länger und je excessiver man den Abusus betreibt, umso wahrscheinlicher wird die Leberzirrhose. *Die jeweilige Menge, die ein Mensch verträgt, bevor die Leber das Handtuch wirft, ist genetisch festgelegt; Männer vertragen z. T. die dreifache Menge wie Frauen.*

Aber auch **MEDIKAMENTE**, vor allem im Übermaß, können an einer Leberzirrhose Schuld sein: hier seien vor allem das

- Paracetamol und
- INH, ein Tuberkulostatikum, erwähnt.

Eine weitere Ursache der Leberzirrhose, die auch nicht ungewöhnlich ist, ist die **HEPATITIS B.**

Die Hepatitis A macht nie chronische Schäden; sie führt entweder zum

- akuten Leberkoma oder
- heilt folgenlos aus

siehe Amtsarztfragen INFEKTIONSKRANKHEITEN.

Man sagt, daß ein Drittel der **CHRONISCHEN HEPATITIDEN** (*B, C oder D*) in eine Leberzirrhose übergehen kann.

ⓔ Bei **CHRONISCHEN GALLENABFLUSS-STÖRUNGEN**, die länger als 3 Monate anhalten, verursacht der Rückstau von Gallenflüssigkeit ebenfalls eine Umbausymptomatik in der Leber.

💡 Wenn Sie sich an Verdauung Vorklinik erinnern, wissen Sie noch, daß die Gallenflüssgkeit zunächst einfach zwischen den Leberzellbälkchen fließt; richtige Gallenkapillaren gibt es erst außerhalb der Leberläppchen.

➡ Deshalb kann bei einem Rückstau Gallenflüssigkeit problemlos wieder ins Blut übertreten.
Die Freßzellen, die die *„Reinheit der Lebersinusoide"* überwachen, die Kupffer'schen Sternzellen, phagozytieren die Gallenbestandteile, und da Appetit bekanntlich beim Essen kommt, fressen die Sternzellen auch noch gleich ein paar Leberzellen mit.
Diese werden ersetzt durch Bindegewebe - und schon ist die erste Voraussetzung für eine Leberzirrhose (*bindegewebiger Umbau der Leber*) gegeben.

Einen ähnlichen Mechanismus gibt es bei den Speicherkrankheiten

- **M. WILSON** (*Kupferspeicherkrankheit*) und der
- **HÄMOCHROMATOSE** (*Eisenspeicherkrankheit*).

ⓒ Nicht vergessen sollte man eine extrahepatische Ursache, die auch bei hervorragendem Lebenswandel zu einer Leberzirrhose führen kann:

- die **RECHTSHERZINSUFFIZIENZ.**

Bei der Rechtsherzinsuffizienz kommt es zu einem Blutrückstau in die Organe des Bauchraums (*auch in die Leber*); es kommt zu Blutaustritten in die Gewebe und die Beseitigung derselben obliegt wieder den Freßzellen.

☞ *Auf die Dauer bauen sich alle Organe, die unter einem chronischem Blutstau leiden, bindegewebig um.*

Im Fall der Leberzirrhose aufgrund einer Rechtsherzinsuffizienz spricht der Kliniker auch von einer

- **GELBEN ZYANOSE.**

🕮 **siehe Amtsarztfragen HERZ/KREISLAUF KLINIK**

ⓑ Ein **PFORTADERSTAU** kann nicht Ursache einer Leberzirrhose sein; er ist **Folge** einer Leberzirrhose.

Das vermehrte Bindegewebe in der Leber sorgt dafür, daß die Leberläppchen nicht mehr so schön gleichmäßig aufgebaut sind; es kommt zu einer **Strömungsbehinderung des Bluts** durch die Leber.

➡ Deshalb staut sich das Blut in der Pfortader und es bilden sich portokavale Anastomosen

siehe Amtsarztfragen VERDAUUNG VORKLINIK

ⓓ Eine Leberzirrhose ist histologisch gekennzeichnet durch eine Bindegewebsvermehrung.
Natürlich hat das auch Auswirkungen auf die Lebertätigkeit. Die Leber kann z. B. **REZEPTOREN** synthetisieren, die ins Blut abgegeben werden, und die sich auf Körperzellen setzen.
Diese Rezeptoren sprechen auf **INSULIN** an und erlauben der Zelle, Nahrungsstoffe, Elektrolyte und was man als Zelle sonst noch so braucht, einzuschleusen.

Eine verminderte Leberfunktion macht sich also durch ein Fehlen von Insulinrezeptoren bemerkbar: nach einer Mahlzeit steigt der Blutzucker steil an und fällt dann langsam wieder ab. Die Insulinwirkung tritt also verzögert ein:

➡ der klassische **DIABETES TYP II**.

Somit ist der Diabetes auch nicht Ursache, sondern **Folge** einer Leberzirrhose.

*Was beim Diabetes häufig vorkommt, ist eine **Fettleber**. Wenn man jedoch annimmt, daß sich der Patient an die vorgeschriebene Diät hält, kommt es dabei nicht zu einer Leberzirrhose! Wenn eine Leberzirrhose beim Diabetiker diagnostiziert wird, liegt meist eine weitere Erkrankung vor.*

13) Was verstehen Sie unter „Ascites“?

Antwort:

☒ Ascites bedeutet Bauchwassersucht.

ASCITES ist eine Ansammlung von **FLÜSSIGKEIT IN DER FREIEN BAUCHHÖHLE**.

Pathophysiologisch handelt es sich um ein **ÖDEM**, das zum Flüssigkeitsaustritt in die Bauchhöhle geführt hat.
Das Ödem befindet sich zwischen den Darmschlingen und sammelt sich an den Stellen, wo sich die **SCHWERKRAFT** bemerkbar macht.

☞ Im Klartext:

- beim **STEHENDEN PATIENTEN** ist der Ascites eine Wasseransammlung im **UNTERBAUCH**,
- beim **LIEGENDEN PATIENTEN** befindet sich das Wasser hinten, bzw. seitlich an den **FLANKEN** des Patienten.

Ein **Ödem** entsteht immer dann, wenn entweder

- der Flüssigkeits-**ZUSTROM** in eine Gebiet **ZU STARK** ist, oder wenn
- der Flüssigkeits-**ABSTROM VERMINDERT** ist.

Beim Ascites handelt es sich fast immer um eine **VERMINDERUNG DES ABSTROMS**,
☞ z. B. bei einem **PFORTADERSTAU**.

Gesetzt den Fall, es handelt sich um eine **intrahepatische** Strömungsbehinderung des Pfortaderbluts, z. B. aufgrund von **Tumoren** in der Leber, dann ist vermutlich auch die **Albuminsynthese** herabgesetzt.
siehe Amtsarztfragen HERZKREISLAUF VORKLINIK und VERDAUUNGSORGANE VORKLINIK

Eine Verminderung der Konzentration der Albumine im Blut bewirkt

- eine Abnahme des **ONKOTISCHEN DRUCKS** und damit
- eine Abnahme der Rückdiffusion der Gewebeflüssigkeit in den venösen Kapillarschenkel.

➡ Dadurch wird ein **ÖDEM**, *der Ascites in diesem Fall*, natürlich noch besonders verstärkt.

Wenn der Ascites aufgrund einer **LEBERZIRRHOSE** entsteht, kommt noch ein verstärkender Faktor hinzu: bei der Leberzirrhose vergrößert sich das Extrazellularvolumen durch eine

- **Retention von Natrium** und eine
- verstärkte tubuläre Rückresorption von **Wasser**.

Der Ascites bei Leberzirrhose ist also besonders schlecht zu therapieren und wird irgendwann in ein **NIERENVERSAGEN** münden.

Die Diagnose eines Ascites ist relativ einfach; man macht sich hierbei die **UMVERTEILUNG** der Ascitesflüssigkeit unter dem Einfluß der **SCHWERKRAFT** zunutze.

❶ Wenn Ihr Patient erst auf dem **RÜCKEN** liegt, wird sich die Flüssigkeit am Rücken, bzw. an den Flanken (*an den Seiten*) ansammeln - ergo:

➡ sie perkutieren den Bauch vom Nabel seitlich nach unten. Irgendwann wird der Darmklopfschall (*tympanitisch*) durch die Wasseransammlung gedämpft werden (*Schenkelschall*).

Markieren Sie sich diese **GRENZE**.

❷ Jetzt lagern Sie Ihren Patienten um: in der **SEITENLAGE** perkutieren Sie jetzt wieder von der obenliegenden Bauchseite nach abwärts und Sie werden merken, daß sich die Grenze des tympanitischen und gedämpften Klopfschalls verschoben hat.

☞ Die Verschiebung der perkutorisch bestimmbaren Schallgrenze beim Umlagern des Patienten ist Beweis für das Vorliegen eines **ASCITES**.

Es gibt noch eine Möglichkeit, eines Ascites zu diagnostizieren, allerdings ist dazu eine Hilfsperson nötig:

Die „dritte Hand" wird mit der Handkante mäßig fest in der Mittellinie (*Linea alba*) auf den Bauch des Patienten gedrückt.
Legen Sie Ihre eine Hand locker an die Flanke des Patienten und beklopfen Sie mit Ihrer zweiten Hand locker die andere Flanke des Patienten. Wenn ein Ascites vorliegt, werden die Schwingungen, die das Klopfen hervorruft, fast unmittelbar auf die tastenden Hand übertragen; Ihre 3. Hand, die Hilfshand, verhindert, daß die Schwingungen einfach über das Fettgewebe des Patienten weitergeleitet werden.

Diese Methode ist etwas gewöhnungsbedürftig und insofern umständlich, da man einen Assistenten braucht. Sie ist also eher etwas für erfolgreiche Praxen, die Assistenten und Hilfsperson beschäftigen. Die „Fußgänger" müssen sich wohl mit der Perkussionsmethode zufriedengeben (dafür ist die Perkussionsmethode auch genauer!)

14) Welche Aussage/n ist/sind richtig?

Ursachen eines akuten Abdomens können sein:

a) Herzinfarkt.
b) Pankreatitis.
c) Colitis ulcerosa.
d) Gallenblasenentzündung.
e) Diabetes mellitus.

A) Alle Aussagen sind richtig.
B) Nur Aussagen b und c sind richtig.
C) Nur Aussagen b, c und d sind richtig.
D) Nur Aussagen b, d und e sind richtig.
E) Nur Aussagen a, b und d sind richtig.

Antwort:

☒ Lösung A.

Das **AKUTE ABDOMEN** ist gekennzeichnet durch einen starken, akuten **BAUCHSCHMERZ**, der mit einer

- **REIZUNG** oder
- **ENTZÜNDUNG** des **PERITONEUMS** einhergeht.

Das akute Abdomen führt immer zu einer **STÖRUNG DER DARMFUNKTION**, d. h. es ist eine Frage der Zeit, wann sich ein **ILEUS** entwickelt.

Da ein Ileus immer ein **LEBENSBEDROHLICHER ZUSTAND** ist, müssen Patienten mit einem Akuten Abdomen schleunigst in die **Klinik** zur Intensivüberwachung.

Ein akutes Abdomen diagnostiziert man durch die **BRETTHARTE ABWEHRSPANNUNG DER BAUCHDECKEN**: bei der oberflächlichen (*und natürlich erst recht bei der tiefen*) **Palpation** des Abdomens löst man nicht nur einen starken **Schmerz** aus, sondern man kann eigentlich gar keinen richtigen Tastbefund erheben. Die **Bauchmuskeln** sind so stark angespannt, daß man keine inneren Organ ertasten oder befunden kann.

Diese bretthart Bauchdecken weisen immer auf eine **REIZUNG** (*oder Schlimmeres*) **DES PERITONEUMS** hin.

Bei einer **REIZUNG DES BAUCHFELLS** ist gleichzeitig die **DARMPERISTALTIK** an der betreffenden Stelle eingeschränkt. Das hat folgenden Hintergrund: falls eine der Darmschlingen **perforiert** ist (*der Körper geht in diesem Fall von dem Schlimmsten aus*), würde eine normale Peristaltik immer mehr Darminhalt und Bakterien in die freie Bauchhöhle transportieren.

➡ Deshalb wird der betreffende Darmabschnitt **ruhiggestellt**: die Peristaltik ist stark vermindert und die Bauchmuskeln pressen die Darmschlingen so zusammen, daß sie sich nicht mehr rühren können.

☞ Bei einer kleinen **REIZUNG** (*z. B. Blinddarmreizung - Appendicitis*) kann man im Lanz'schen oder McBurney-Punkt fast immer eine kleine Abwehrspannung über den Ort des Geschehens

➡ **LOKALE ABWEHRSPANNUNG.**

☞ Bei einer **UMFASSENDEN PERITONITIS** wird die **gesamte** Darmtätigkeit lahmgelegt und **alle** Bauchmuskeln angespannt.

Bei **ENTZÜNDUNGEN DER VERDAUUNGSORGANE** wird sehr schnell auch das umgebende Peritoneum entzündlich infiltriert - *bedenken Sie, daß auch retroperitoneale Organe einen peritonealen Überzug haben - wenn auch nur einen dreiseitigen.*

Eine **PERITONITIS MIT AKUTEM ABDOMEN** ist also immer dann möglich, wenn **VERDAUUNGSORGANE** schwer geschädigt sind:

- **PERFORATIONEN**
  - *Darm,*
  - *Magen,*
  - *Gallenblase,*

ⓓ ⓒ
- transmurale **ENTZÜNDUNGEN**
  - *Appendicitis,*
  - *Cholezystitis,*
  - *M. Crohn oder auch beim*
  - *toxischen Megacolon der Colitis ulcerosa,*

oder auch bei einer

ⓑ
- **PANKREATITIS**, wenn die Entzündung die Oberfläche des Organs erreicht.

Da das Peritoneum ein Organ ist, das sehr permeabel ist, reagiert das Bauchfell sehr leicht bei entzündlichen Prozessen der Umgebung mit.

🕮 **siehe Amtsarztfragen VERDAUUNG VORKLINIK**

Deshalb gibt es auch eine Reihe **EXTRAPERITONEALER URSACHEN** für ein akutes Abdomen.

ⓐ ● Beim **HERZINFARKT** (*besonders beim Hinterwandinfarkt*) kommt es zu einer Entzündungsreaktion des **Perikards** und diese kann auch das Peritoneum übergreifen - ebenso bei einer **PLEURITIS** oder bei einer schweren **PNEUMONIE**.

ⓔ ● Das Peritoneum ist aber auch ein Organ, das sehr leicht sezerniert und somit bei Veränderungen der extrazellulären Homöostase mit betroffen sein kann.
So können z. B. bei einer **ACIDOSE** die Zellen des Peritoneums vermehrt Säurevalenzen „ausschwitzen", was wiederum zu einer Entzündungsreaktion führt.

☞ Eine Acidose kann z. B. vorkommen beim nicht erkannten **DIABETES MELLITUS** im **Präkoma.**

🕮 **siehe Amtsarztfragen NOTFALLMEDIZIN**

15) Ein Patient kommt zu Ihnen in die Praxis. Er ist 60 Jahre alt und aus der Anamnese geht hervor, daß er wohl schon seit längerem depressiv ist. Er leidet außerdem unter Appetitlosigkeit, gelegentlichem Erbrechen und Übelkeit; ab und zu tritt Obstipation auf, seltener Durchfall. Er hat oft intermittierende Schmerzen im Oberbauch mit Ausstrahlung in den Rücken mit Blähungen.
Bei der Untersuchung fällt eine leichte Gelbfärbung der Skleren auf, die Gallenblase ist unter der Leber schmerzfrei tastbar; die Perkussion läßt auf einen Meteorismus schließen.

Welche Aussage würden Sie am ehesten für zutreffend halten?

A) Der Patient hat aller Wahrscheinlichkeit nach eine psychosomatische Erkrankung.
B) Der Patient hat vermutlich eine primäre Lebererkrankung.
C) Der Patient hat vermutlich eine primäre Dünndarmerkrankung.
D) Der nächste diagnostische Schritt wäre eine Bestimmung der Lipase und der Amylase im Serum.
E) Der nächste diagnostische Schritt wäre ein Kolonkontrasteinlauf.

Antwort:

☒ Lösung D.

Ⓐ Eine **PSYCHOSOMATISCHE ERKRANKUNG** können Sie immer erst dann diagnostizieren, wenn keine organische Veränderung festgestellt werden kann!!

Ⓓ *Ich hoffe, Ihnen ist aufgefallen, daß in dem „Untersuchungsbericht" stand, daß die Gallenblase **TASTBAR** sei - eine normale Gallenblase ist nie tastbar.*

Eine **schmerzlose vergrößerte, tastbare Gallenblase** ist - *na, wissen Sie's noch?* - das

● **COURVOISIER'SCHE ZEICHEN**

und bis zum Beweis des Gegenteils Hinweis auf ein **PANKREASKOPFKARZINOM**.

☞ *Es lohnt sich, sich in den Leitsymptomen auszukennen!!*

Ein **PANKREASKOPFKARZINOM** ist ein Karzinom des höheren Alters und macht erst spät Symptome.

Die ersten Symptome beziehen sich auf einen **GALLENRÜCKSTAU**, da der Dct. choledochus im unteren Drittel durch den Pankreaskopf hindurch verläuft. Dadurch kommt es zu einem Gallerückstau zunächst in die **GALLENBLASE** (*Courvoisier'sches Zeichen*) und später natürlich auch in die **LEBER**.

Da sich dieser Rückstau relativ langsam entwickelt, kommt es nicht zu dramatischen Krankheitserscheinungen; der Patient entwickelt eher ein allgemeines Krankheitsgefühl, das auch einmal mit Depressionen einhergehen kann.

Noch später kommt es durch den verminderten Galleabfluß und die verminderte Tätigkeit des Pankreas zu Verdauungsstörungen, die sich in erster Linie durch Blähungen bemerkbar machen.
Blähungen entstehen dadurch, daß anstatt der menschlichen Verdauungsenzyme Bakterien die Nahrung abbauen und Gase produzieren. Daraus kann auch eine Obstipation, Durchfälle oder der Wechsel zwischen beiden resultieren.

Differentialdiagnostisch könnte man, außer dem Pankreaskopf-Ca, auch noch eine andere Störung im Pankreaskopfbereich suchen, die mit einer Raumforderung einhergeht: z. B. eine chronische Pankreatitis oder eine Pankreaszyste.

Als sinnvolle **UNTERSUCHUNG** ist es am besten, eine

- **Oberbauchsonographie** durchzuführen und die
- **Serumenzyme** für das Pankreas
  - *die Amylase, Normwert bis 120 U/l und*
  - *die Lipase, Normwert 20 bis 190 U/l* zu bestimmen.

Ⓑ Eine primäre **LEBERERKRANKUNG** kann zwar auch zu einer Gelbfärbung der Skleren, zu einem **IKTERUS**, führen, aber ich kenne keine Lebererkrankung, bei der die **GALLENBLASE** tastbar ist. *Eine schmerzhaft tastbare Gallenblase ist denkbar bei der Cholezystitis aufgrund von Steinen, aber das ist auch keine primäre Lebererkrankung.*

Ⓒ Das mit der primären **DÜNNDARMERKRANKUNG** haut auch nicht so ganz hin.
Bei keiner Darmerkrankung ist die Gallenblase tastbar; der Wechsel zwischen Obstipation und Diarrhoe ist auch eher typisch für eine Dickdarmerkrankung.

☞ Typisches Zeichen einer Dünndarmerkrankung ist die Diarrhoe und die Maldigestion (*mit Malabsorption*).

Ⓔ Gut, Sie haben den Wechsel zwischen Obstipation und Diarrhoe als Leitsymptom für das Kolon-Ca erkannt - leider aber knapp daneben, denn Sie müssen die Gallenblase noch ins Spiel mit einbeziehen. *Naja, es kann nicht jeder gewinnen - so schlecht war's gar nicht.*

16) Nennen Sie 3 Symptome einer Ulkusperforation!

Antwort:

☒ Änderung des Schmerzcharakters,
☒ Dauerschmerz,
☒ akutes Abdomen.

Patienten, die zu Ihnen in die Heilpraktikerpraxis kommen, um sich ihr Ulcus behandeln zu lassen, haben dieses **Ulcus** meistens nicht zum ersten Mal.

Sie leben bereits eine ganze Weile mit ihrer **ULCUSKRANKHEIT** und haben sich irgendwie mit ihrem Ulcus arrangiert.

Die Patienten wissen meist recht genau, wann und wie ihr Ulcus zwickt und bei welchen Maßnahmen/ Verhaltensweisen es Ruhe gibt.

☞ Deshalb sollten Ihnen dezent die Nackenhaare zu Berge stehen, wenn eine langjähriger „Ulcusprofi" berichtet, daß das Ulcus sich jetzt „*irgendwie anders*" anfühle.

Jetzt spätestens ist der Zeitpunkt gekommen, an dem eine **ENDOSKOPISCHE UNTERSUCHUNG** vorzunehmen ist - und zwar noch innerhalb der nächsten Tage.

☠ Denken Sie immer dran: das Ulcus ventriculi kann **ENTARTEN**!

☠ Die 2. Begründung, warum sich ein Ulcus anders anfühlen kann, ist eben eine **drohende PERFORATION**. Auch eine Perforation kündigt sich an, wenn man Ohren hat, die Ankündigungen zu hören!

- Die Schmerzen **STRAHLEN AUS** - z. B. in den Rücken (*der normale Ulcusschmerz ist mehr lokal*).
- Der **SCHMERZ** wird zunehmend intensiver und hält länger an.
- Maßnahmen, die früher zum Verschwinden des Schmerzes geführt haben, werden **WIRKUNGSLOS**.

☞ Wenn man auf diese Signale nicht hört, kommt's irgendwann zur **PERFORATION**.

☠ Beim Austritt von Blut oder Verdauungssäften in die freie Bauchhöhle entwickelt sich ein **AKUTES ABDOMEN**, das mit

- starken Schmerzen,
- Erbrechen und der
- Ausbildung einer Schocksymptomatik einhergeht.

☠ Ein akutes Abdomen ist lebensbedrohlich; im Fall einer Ulcusperforation muß eine **NOTOPERATION** durchgeführt werden.

17) Wie entsteht eine akute Pankreatitis?

Antwort:

☒ Eine akute Pankreatitis ist eine Selbstverdauung der Bauchspeicheldrüse.

Eine **AKUTE PANKREATITIS** entsteht durch eine **ABFLUSS-STÖRUNG DES PANKREAS-SEKRETS**

siehe Frage # 11

Die **Abflußstörung** kann hervorgerufen werden durch

- **GALLENSTEINE**, die sich an der **Papilla Vateri** verkeilen oder durch
- **Spasmen** des Sphincters der Papilla Vateri (*Sphincter Oddi*), die beispielsweise durch den excessiven Genuß von **ALKOHOL** hervorgerufen werden können.

Durch den Sekretstau kommt es zu einem **Aktivierung der Verdauungsenzyme** bereits in den Gängen des Pankreas und die Verdauungsenzyme schreiten bereits innerhalb der Drüse zur Tat.
Sie lösen die Zellen der Gänge, sowie die eigentlichen Drüsenzellen auf, dauen Gefäße an und fressen sich bis ans Peritoneum durch.
Durch die Löcher in den Blutgefäßen gelangen die Enzyme überall hin im Körper, wo sie ihr zerstörerisches Werk fortsetzen.

Die Pankreatitis ist eine **ALLGEMEINERKRANKUNG**.

Eine **Entzündung des Peritoneums** führt wieder zum **AKUTEN ABDOMEN** und verursacht starke **Bauchschmerzen**.

Allerdings sind hier, als Besonderheit, die Bauchdecken nicht bretthart angespannt, sondern die Leib ist **elastisch gebläht**

- der **GUMMIBAUCH**.

Die

- Schmerzausstrahlung ist **gürtelförmig** und in den Rücken,
- die Darmgeräusche sind vermindert;

der Patient klagt über

- **Meteorismus** und
- **Erbrechen**.

Man findet in der Regel sehr hohe Pankreaswerte im Blut (***Lipase*** *und* ***Amylase***) und kann die Diagnose durch ein **Sonogramm** verifizieren.

Bei der akuten Pankreatitis gibt es eigentlich keine kausale Therapie; um den Magen-Darm-Trakt stillzulegen, bekommt der Patient einen **MAGENSCHLAUCH** (*Magensaft regt das Pankreas zur Produktion von Verdauungssekret an*) und man bekämpft durch **INFUSIONEN** den drohenden **SCHOCK**.
Der Schock entsteht dadurch, daß die Verdauungsenzyme überall die Gefäßwände angreifen!

- Die **PROGNOSE** der akuten Pankreatitis ist abhängig von der Kreislaufsituation.

18) Nennen Sie 4 Ursachen eines mechanischen Ileus!

Antwort:

☒ Gallensteine,
☒ Briden,
☒ Karzinom,
☒ Würmer

Ein **ILEUS** ist ein **DARMVERSCHLUSS**, also eine **UNTERBRECHUNG DER DARMPASSAGE** mit einer **STÖRUNG DER DARMPERISTALTIK**.

Formell unterscheidet man den

- **MECHANISCHEN** und den
- **PARALYTISCHEN ILEUS**.

- Der **MECHANISCHE ILEUS** kommt dadurch zustande, daß primär ein **PASSAGEHINDERNISS** vorliegt - *z. B. ein Fremdkörper, der das Darmlumen verstopft.*
  Bei einem mechanischem Ileus versucht der Darm zunächst, durch eine **gesteigerte** und **kräftigere Peristaltik** das Hindernis *„wegzuräumen"*
  deshalb ist das Kennzeichen eines mechanischen Ileus die sog. **KLINGENDEN DARM-GERÄUSCHE**.
  Stellen Sie sich vor, jemand würde mit Kraft, sagen wir mal, eine wässrige Suspension an eine Wand werfen. Ein recht ähnliches Geräusch ist mit dem Stethoskop über der Stenose zu hören: die Darmperistaltik wirft Darminhalt gegen die Stenose.
  Die gesteigerte Peristaltik führt außerdem zu **SCHMERZEN** - *es können **KOLIKEN** entstehen* - und ist so stark, daß sie bei schlanken Personen **SICHTBAR** ist.

URSACHEN eines mechanischen Ileus können zum einen

- **FREMDKÖRPER** im Darm sein, wie **Pfirsichkerne** oder perforierte **Gallensteine** (*sie hängen meist im terminalen Ileum fest*),
- weiterhin können **VERWACHSUNGEN** nach Operationen und/oder Entzündungen Narbenstränge bilden, die sich im Laufe der Zeit zusammenziehen können und den Darm von außen abdrücken können.

➠ Solche Narbenstränge heißen **BRIDEN**.

Ein Bridenileus kann sich auch noch 5 Jahre nach einer (ordnungsgemäß verlaufenen) Operation bemerkbar machen!

- Weiterhin kann ein exophytisches (*nach innen wachsendes*) **KARZINOM** oder ein großer **POLYP** einen mechanischen Darmverschluß auf dem Gewissen haben.

Andere Ursachen können sein:

- **ASKARIDEN** im Darm, die ein Knäuel bilden (*Wurmileus*),
- **HERNIEN** mit Einklemmung des Darms oder auch eine
- **INVAGINATION** (*ein Ineinanderschieben von Darmschlingen*).

● Wenn es der Peristaltik nicht gelingt, das Hindernis zu beseitigen, entsteht aus dem mechanischen Ileus irgendwann (*d. h. innerhalb von Stunden*) ein **PARALYTISCHER ILEUS**. Beim paralytischen Ileus ist der Darm „gelähmt“, d. h. es liegt überhaupt **keine Peristaltik** mehr vor.

Kennzeichen des paralytischen Ileus ist deshalb die sog. auskultatorische **TOTENSTILLE** im Bauchraum - *man hört überhaupt keine Darmgeräusche mehr.*

Andere Ursachen für einen paralytischen Ileus können sein:

- Gefäßverschlüsse,
- Acidosen,
- Alkalosen,
- Urämie, oder das
- Coma hepaticum, oder
- reflektorisch bei einer
  - Ureterkolik oder einer
  - Pankreatitis oder auch als
  - Begleitreaktion zu einer schweren Meningitis oder Pleuritis.

Pathophysiologisch läuft bei einem Stillstand der Magen-Darm-Passage folgendes ab: die **Bakterien**, die sich im Darmlumen befinden, vermehren sich unkontrolliert. Sie führen zu einer erhöhten Freisetzung von Stoffwechselprodukten (**Exotoxinen**) und zu einer **Schädigung der Darmwand**. Die Darmwand ist nicht mehr in der Lage, die geschluckte Luft und Bakteriengase zu resorbieren, und so kommt es zu einer **Auftreibung der Darmschlingen**.

*Der Darm kann in diesem Stadium **rupturieren** (!).*

Gleichzeitig versucht der Darm, durch eine erhöhte Sekretion in das Darmlumen die Exotoxine zu verdünnen und so kommt es auf der Röntgenaufnahme zur sog.

- Spiegelbildung.
  Man sieht die geblähten Darmschlingen, die z. T. mit Wasser gefüllt sind.

Der Patient hat in der Regel

- starkes **BAUCHWEH** und
- einen **AUFGETRIEBENEN BAUCH**.

Wenn man lange genug wartet, geht der Ileus in ein **AKUTES ABDOMEN** über, das über eine Schocksymptomatik tödlich enden kann.

Wissen Sie noch? - das akute Abdomen erkennt man an der **BRETTHARTEN ABWEHRSPANNUNG des Abdomens.**

19) Welche Aussage/n ist/sind richtig?

Symptome der dekompensierten Leberzirrhose können sein:

a) Muskelabbau.
b) Ösophagusvarizen.
c) Osteoporose.
d) Hodenatrophie.
e) Ikterus.

A) Alle Aussagen sind richtig.
B) Nur Aussagen a, d und e sind richtig.
C) Nur Aussagen d und e sind richtig.
D) Nur Aussagen a, b, d und e sind richtig.
E) Nur Aussagen b und e sind richtig.

Antwort:

☒ Lösung A.

Eine **LEBERZIRRHOSE** ist eine Erkrankung, die sehr unterschiedliche klinische Verläufe zeigt.

Die klinische Ausprägung ist u. a. abhängig

- von dem Grad des **bindegewebigen Umbaus,**
  d. h. inwieweit die Läppchenarchitektur tatsächlich gestört ist, bzw.
- inwieweit **intrahepatische Shunts** zum tragen kommen.

Pathophysiologisch kommt es zu einer **INSULINRESISTENZ**, d.h. zu einem Diabetes Typ II.

Die Zusammensetzung der **BLUTFETTE** ändert sich:

- die HDL verschwinden,
- die Umwandlung von VLDL in LDL ist erschwert
  (der Patient hat also kein erhöhtes Arterioskleroserisiko).

ⓐ Im Aminosäurestoffwechsel kommt es zu einem stetigen **MUSKELABBAU**, da die Leber ab einem gewissen Punkt nicht mehr genügend Eiweiße aufbauen kann.

ⓔ Es kann ein **IKTERUS** entstehen, wenn die Leber die Hämoglobinabbauprodukte nicht mehr aufnehmen und über die Galle ausscheiden kann (***hepatischer Ikterus***).

ⓒ Die Synthese der **GALLENSÄUREN** bleibt auch irgendwann auf der Strecke. Jetzt können **Fette,** bzw. **fettlösliche Substanzen** nicht mehr in ausreichendem Maß resorbiert werden - auch **VITAMIN D**.

➡ Fehlendes Calcium, fehlendes Vitamin D in Verbindung mit einem Muskelabbau führt zur

- **OSTEOPOROSE.**

Bei einer dekompensierten Leberzirrhose sinkt der **periphere Gefäßwiderstand** ab, so daß es zu einer vermehrten Hautdurchblutung kommt und in der Folge davon zu einer **Hypervolämie**.

➠ Daraus kann sich eine **HERZINSUFFIZIENZ** entwickeln.

ⓑ Wenn die Läppchenarchitektur sehr gestört ist und sich ein **Pfortaderhochdruck** entwickelt, können sich natürlich **ÖSOPHAGUSVARIZEN** ausbilden. Beim gleichen Krankheitsbild (*Rückstau des Pfortaderbluts*) kommt es auch häufig zu **Ulcera** im Magen und zu Blutungen.

ⓓ Auch endokrine Störungen können sich bei der Leberzirrhose entwickeln: die Steroidhormone werden über die Leber abgebaut. Leider läßt sich Testosteron leichter abbauen als **ÖSTROGEN**, so daß es (*auch beim Mann*) zu einem Östrogenüberschuß kommt.

Klinisch resultiert daraus eine

- **HODENATROPHIE** und eine
- **GYNÄKOMASTIE** (*Brustdrüsenentwicklung beim Mann*).

Eine weitere wichtige Sache bei der Leberzirrhose ist, daß Medikamente, auch naturheilkundliche, viel schlechter abgebaut werden können und leicht überdosiert werden!

20) Nennen Sie 3 mögliche Ursachen eines Ulcus ventriculi!

Stress

Ernährung

Alkohol

Rauchen

Antwort:

☒ Streß,
☒ Medikamente,
☒ Rauchen.

Beim **ULCUS VENTRICULI** muß man zwischen einem

❶ **EINMALIGEN EREIGNIS** und der

❷ **CHRONISCHEN ULCUSKRANKHEIT** unterscheiden.

❶ Ein **EINMALIGES ULCUS** entsteht eindeutig durch schweren **STRESS**:

- **VERBRENNUNGEN,**
- **HIRNOPERATIONEN,**
- **SCHWERE INFEKTIONSKRANKHEITEN** etc.

Durch den Streß wird die Magenschleimhaut vermindert durchblutet, die **Schutzfaktoren** (*Schleim*) werden **reduziert** und es kommt zur Andauung des Epithels durch die Magensäure.

❷ Die **CHRONISCHE ULKUSKRANKHEIT** hat damit wenig zu tun. Zwar handelt es sich hier auch um ein Ungleichgewicht von aggressiven und defensiven Mechanismen, aber es kommen hier noch andere Faktoren zum tragen.

Pathogenetische Faktoren, die zur Ulkuskrankheit (*zum rezidivierenden Ulcus*) führen können, sind, neben einer

- genetischen Disposition (*Blutgruppe Null*)
- immer wiederkehrende Schädigungen der Magenschleimhaut:
  - **RAUCHEN,**
  - **KAFFEE,**
  - **SCHWARZER TEE** oder die
  - chronische Einnahme von Medikamenten, wie **RHEUMA-MITTEL** oder **ASPIRIN.**

☞ *Neuerdings findet man bei Magenerkrankungen immer mehr ein Bakterium*

- **CAMPYLOBACTER** oder **HELIOBACTER PYLORI.**

Das gramnegative Stäbchen sitzt auf dem Grund eines Ulcus, im Magenkarzinom und ist auch bei Gastritiden vermehrt isoliert worden.

Die neue Ulcustherapie ist daher eine Mischung aus antibiotischer Behandlung und schleimproduzierenden Faktoren.

Im Prinzip entwickeln sich Duodenalulcera und Magenulcera nach dem gleichen Pathomechanismus. Sie gleichen sich auch in den klinischen Erscheinungsformen, so daß man die frühere Unterscheidung:

Schmerzen nach dem Essen ● Magenulcus,
Schmerzen nüchtern ● Duodenalulcus wieder verlassen hat.

Beachten Sie: alle Ulcera bluten, und der Blutverlust kann so erheblich sein, daß der Patient in einen hypovolämischen Schock kommt! Der subjektive Schmerz ist nicht hinweisend auf die Intensität des Krankheitsbilds!

Sie können davon ausgehen, daß alle Patienten nach einer „Ulcusblüte" eine **Eisenmangelanämie** aufweisen.

21) Welche Ursachen kann eine Stauungsleber haben?

Nennen Sie 2 klinische Symptome einer Stauungsleber!

Antwort:

☒ Herzinsuffizienz und Perikarditis;
☒ Leberdruckschmerz und Lebervergrößerung.

Eine **STAUUNGSLEBER** ist eine **BLUTÜBERFÜLLTE LEBER**. Pathogenetisch muß es sich also um eine **Störung des Blutabflusses** aus der Leber handeln.

Da die Leber direkt unter dem Zwerchfell liegt und die Lebervenen direkt in die V. cava inf. münden, kann die Störung nur entweder im **HERZ** selbst liegen oder in dem kleinen Gebiet **ZWISCHEN LEBER UND RECHTEM VORHOF**.

Ergo: Ursachen einer Stauungsleber können

- **TUMORE** sein, die den Abstrom der Vv. hepaticae behindern, eine
- **KONSTRIKTIVE PERIKARDITIS**, die eine Füllung des Herzens verhindert, oder eine
- **RECHTSHERZINSUFFIZIENZ.**

siehe Amtsarztfragen HERZ/KREISLAUF KLINIK

Die Leber ist meist **VERGRÖSSERT** und es besteht ein **KAPSELDRUCKSCHMERZ** durch die Blutüberfüllung.

Bei längerem Bestehen entwickelt sich eine **FETTLEBER**, da der verminderte venöse Abstrom natürlich auch die Blutzirkulation innerhalb der Leber vermindert. Bei einer verminderten Energieversorgung verfetten die Leberzellen.

Wenn das Krankheitsbild noch länger besteht, kann es auch zu einer **LEBERZIRRHOSE** kommen. Der Patient bemerkt einen leichten **Ikterus**, sowie die Entwicklung eines **Ascites**.
In diesem Stadium ist dann auch die **Milz** kräftig vergrößert und tastbar.

22) Welche Aussage/n ist/sind richtig?

Ursachen für einen Ikterus können sein:

a) Malaria.
b) Leberzirrhose.
c) Pankreaskopfkarzinom.
d) Hepatitis.
e) Colitis ulcerosa.

A) Alle Aussagen sind richtig.
B) Nur Aussagen a, b, c und d sind richtig.
C) Nur Aussagen b und d sind richtig.
D) Nur Aussagen c, d und e sind richtig.
E) Nur Aussagen b, c und d sind richtig.

Antwort:

☒ Lösung B.

IKTERUS, im Volksmund **GELBSUCHT** genannt, ist eigentlich eine **LABORDIAGNOSE**.

Man spricht von einem Ikterus, wenn die Konzentration an **BILIRUBIN** im Blut **2,5 MG%** (2,5 mg pro 100 ml) überschreitet.

*Welche klinischen Erscheinungen damit verbunden sind, ist damit nicht ausgesagt. Der Patient **kann** gelb sein, **muß** es aber durchaus nicht. Da das Wort Ikterus (Gelbsucht) impliziert, daß der Patient auch tatsächlich ein gelbes Hautkolorit aufweist, sollte eigentlich das Wort **Ikterus** durch die genauere Bezeichnung **HYPERBILIRUBINÄMIE** ersetzt werden.*

Wenn man eine Erhöhung des Bilirubins im Blut nachgewiesen hat, ist der nächste Schritt festzustellen, ob es sich um eine Erhöhung des

- **KONJUGIERTEN** (***direkten***) oder
- **UNKONJUGIERTEN** (***indirekten***) **BILIRUBINS** handelt.

Das konjugierte (*direkte*) Bilirubin sollte nur in der **GALLENFLÜSSIGKEIT** auftauchen, das unkonjugierte (*indirekte*) Bilirubin ist noch nicht von der Leber bearbeitet worden

siehe Amtsarztfragen VERDAUUNGSORGANE VORKLINIK

Pathogenetisch unterscheidet man 3 Möglichkeiten einer Hyperbilirubinämie:

❶ die **PRODUKTIONSSTEIGERUNG**.
Bilirubin ist ein Abbauprodukt des Hämmoleküls. Deshalb kann bei einem **vermehrten Zerfall von Erythrozyten** mehr **unkonjugiertes** Bilirubin im Blut nachweisbar sein.
ⓐ *Beispiele wären: **Malaria**, Gasbrand, Leukämie.*

❷ **DIE KONJUGATIONSSTÖRUNG** in der Leber.
Hier kommt es zu einer Leberfunktionsstörung, so daß die Konjugation des Bilirubins zumindest nicht in der gewohnten Geschwindigkeit abläuft.
ⓑⓓ *Beispiele: **Leberzirrhose**, **Hepatitis** oder der M. Meulengracht.*

❸ **DIE EXKRETIONSSTÖRUNG**, die **CHOLESTASE**.
Cholestase ist eine **Abflußbehinderung** der **Gallenflüssigkeit**. Hier ist das direkte Bilirubin erhöht.

Man unterscheidet eine

- **intrahepatische Cholestase** bei der der Gallenfluß innerhalb des Organs gestört ist (*Beispiele: **Hepatitis**, Fettleber, M. Hodgkin*) und eine
- **extrahepatische Cholestase**.
  Bei der extrahepatischen Cholestase kommt es zu einer Abflußbehinderung im Bereich der extrahepatischen Gallenwege.
  ⓒ *Beispiele hierfür wären alle Tumore der Gallenwege (auch das **Pankreaskopfkarzinom**), sowie **Steine**.*

ⓔ Die **COLITIS ULCEROSA** ist eine chronisch entzündliche Darmerkrankung, die am Schleimhautrelief (***Pseudopolypen***) erkenntlich ist und die ein hohes Risiko der Entartung in sich trägt. Im Gegensatz zum M. Crohn kommt es bei der Colitis ulcerosa aber nicht zu extraintestinalen Manifestationen und damit nicht zu einem Ikterus.

☞ Die Colitis ulcerosa bleibt nur **auf den Darm beschränkt**.

23) Wie stellen Sie eine Leberinsuffizienz fest?

Antwort:

☒ Eine Leberinsuffizienz ist hauptsächlich gekennzeichnet durch die hepatische Encephalopathie.

Wenn sich eine **LEBERINSUFFIZIENZ langsam** entwickelt, herrscht das Bild der

- **HEPATISCHEN ENCEPHALOPATHIE** vor;

wenn sie sich **schnell** (*d. h. innerhalb von Wochen*) entwickelt, sind zusätzliche Zeichen einer

- **HEPATOZELLULÄREN FUNKTIONSSTÖRUNG** bemerkbar.

- **Hepatozelluläre Funktionsstörungen** sind in erster Linie **GERINNUNGSSTÖRUNGEN**.

  - Da bei einer Leberschädigung alle Blutproteine vermindert synthetisiert werden, ist auch die Konzentration der Gerinnungsfaktoren vermindert. Es kommt zu einer **verlängerten Blutungszeit**, was sich in **Nasenbluten** oder **Magenblutungen** äußern kann.

    ☠ *Problematisch wird die Geschichte bei **Ösophagusvarizenblutungen***!

  - Durch den Ausfall der Lebertätigkeit kommt es auch zu Schädigungen der **NIERE**. Die Pathogenese der Nierenschädigung ist sehr komplex; sie hängt damit zusammen, daß der Patient Wasser verlieren kann und dann in die Hypovolämie hineinkommt (***prärenales Nierenversagen***), ferner damit, daß die Kupffer'schen Sternzellen nicht mehr richtig arbeiten und dadurch der **Tubulus** geschädigt werden kann.

  - Am **HERZ** stellt man eine **Bradykardie** fest und ein **Absinken des Blutdrucks** (*Niere*!).

- Bei einem eher **CHRONISCHEN VERLAUF**, z. B. aus der alkoholischen Leberzirrhose heraus steht die **HEPATISCHE ENCEPHALOPATHIE** im Vordergrund.

siehe Frage # 3

Die hepatische Encephalopathie wird indirekt hervorgerufen durch **AMMONIAK** (NH_3), der zur Bildung **falscher Neurotransmitter** führt.

Der Patient zeigt

- **Verstimmungszustände,**
- **Störungen des Schlaf-Wach-Rhythmus,**
- ist desinteressiert und
- **verlangsamt.**
- **Orientierungsstörungen** nehmen immer mehr zu, die
- Sprache wird verwaschen und es tritt ein
- **flapping tremor** auf.

Der Patient fällt langsam in ein **KOMA.**

*Pathognomonisch (hinweisend auf eine Krankheit) ist, daß die Zeichen der hepatischen Encephalopathie immer nach einer **Eiweißmahlzeit** verstärkt auftreten.*
Im Anfang wird der Patient nur müde nach einem eiweißreichen Essen, im Laufe der Zeit werden die Zeichen immer deutlicher. Der Grund ist, daß zuviel zugeführtes Nahrungseiweiß Ammoniak freisetzt, was wiederum die Neurotransmitter ungünstig beeinflußt.

24) Welche Aussage ist falsch?

Ursachen für Blut im Stuhl können sein:

A) Hämorrhoiden
B) Polypen
C) Divertikulitis
D) Hepatitis
E) Magenulcus

Antwort:

☒ Lösung D.

BLUT IM STUHL, z. B. nachgewiesen durch den Hämoccult-Test, kann jede Menge Ursachen haben.

Wenn eine Blutung im **oberen Magen-Darm-Trakt** liegt, wird sie durch eine Stuhluntersuchung natürlich schwerer nachgewiesen als wenn die Blutung aus dem **unteren Magen-Darm-Trakt** kommt.

Ⓔ Wenn Sie aber bedenken, daß eine **ÖSOPHAGUSVARIZENBLUTUNG** oder eine Blutung aus einem **MAGEN- ODER DUODENALULCUS** durchaus 500 ml betragen kann, können Sie sich vorstellen, daß so eine starke Blutung der Diagnose (*oder dem Testbriefchen*) nicht entgeht.

Auch ein **MAGEN- ODER ÖSOPHAGUSKARZINOM** kann sich durch Blut im Stuhl bemerkbar machen.

Im Dünndarm sind es weniger die Tumoren, die eine Blutung verursachen (*im Dünndarm gibt's kaum Tumore*), als vielmehr der

- **M. CROHN** oder
- **GEFÄSSVERÄNDERUNGEN**.

Möglich ist auch ein Blutnachweis nach einer **INVAGINATION**.

Im Dickdarm gibt's jetzt schon mehr Ursachen, die für eine Blutung verantwortlich sein können:

Ⓐ
- **HÄMORRHOIDEN** (*meistens handelt es sich um hellrote Blutauflagerungen*),
- **COLITIS ULCEROSA** (*manchmal ein reiner Blutstuhl*),

Ⓒ
- **DIVERTIKULITIS** (*sie fühlt sich für den Patienten an wie eine rechtsseitige Appendicitis*), oder
- Tumore, wie die

Ⓑ
  - gutartigen **POLYPEN** oder
  - **KARZINOME.**

Wichtig ist, den Patienten zu fragen, ob er eventuell **gerinnungshemmende Mittel** einnimmt (*Marcumar z. B.*) oder ob er vor dem Ereignis Schmerzen hatte.

Ⓓ Eine **HEPATITIS** läßt in der Regel den Darm in Ruhe und schädigt nur die Leber. Im klassischen Fall führt eine Hepatitis zu einem

- **HELLEN STUHL** und einem
- **BIERBRAUNEN URIN** mit **Schüttelschaum**,

da die Leber bei der Hepatitis das Urobilinogen nicht mehr aufnehmen kann und andererseits das Bilirubin nicht mehr ausscheiden kann

siehe Amtsarztfragen VERDAUUNGSORGANE VORKLINIK

25) Welche Aussage ist falsch?

Zu den Appendicitiszeichen gehören:

A) Druckschmerz am McBurney-Punkt.
B) Loslaßschmerz rechts.
C) Schmerzen bei retrograder Ausstreichung des Kolons.
D) Möbiuszeichen.
E) Schmerzen bei rektaler Palpation des Douglas-Raums.

Antwort:

☒ Lösung D

Wenn man weiß, was das Möbius-Zeichen ist, ist's gar nicht so schwer.

Ⓓ Das **MÖBIUSZEICHEN** hat etwas zu tun mit der **HYPERTHYREOSE.**
Der Patient hat eine **Konvergenzschwäche** der Augen: wenn er zuerst nach oben schaut und soll dann seine eigene Nasenspitze betrachten, so geht nur ein Auge in Konvergenzstellung, das andere verirrt sich nach außen.
Es mag sein, daß ein Patient mit Appendicitis die Augen verdreht, das ist dann aber nicht das Möbius-Zeichen.

Alle anderen Symptome sind richtig:

Ⓐ der *„klassische Griff"* bei Verdacht auf Appendicitis ist die Palpation des Abdomens am

- **LANZ'SCHEN** und am
- **MCBURNEY-PUNKT.**

Wenn der Patient hier einen **Druckschmerz** aufweist, weiß man, daß eine der darunterliegenden Strukturen ein **Ödem** aufweist.

Ⓑ Der **LOSLASS-SCHMERZ** (*Schmerzen weniger beim Reindrücken als vielmehr beim schnellen Loslassen*) ist schon Hinweis auf eine **Beteiligung des Peritoneums** an der Entzündung.

Ⓒ Wenn man das **Kolon ascendens** nach unten hin ausstreicht, streicht man Darminhalt in die entzündete Stelle (*in die Appendix*) hinein. Das tut zusätzlich nochmal weh (***ROVSING-ZEICHEN***).

Ⓔ Wer's ganz genau machen will (*und vergnügungssüchtig ist*), der kann eine **REKTALE AUSTASTUNG** vornehmen. In Höhe der Kohlrausch'schen Falte liegt der Douglas-Raum.

siehe Amtsarztfragen VERDAUUNGSORGANE VORKLINIK

Wenn der Patient hier Schmerzen hat, weiß man, daß das Peritoneum bereits kräftig mitreagiert und daß es jetzt vielleicht an der Zeit wäre, den Patienten in die **Klinik** zu schicken.

Weiter Zeichen, die bei der Appendicitis positiv sein können:

- **axillar-rektale TEMPERATURDIFFERENZ** von mehr als 1 °C
- eine Innenrotation des gebeugten Oberschenkels ist rechts schmerzhafter als links (***PSOASSCHMERZ***)
- das **BLUMBERG-ZEICHEN**.
  Kontralaterales Reindrücken (*also links*) und plötzliches Loslassen der Bauchdecken führt zu Schmerzen im Appendix-Bereich

➠ **GEKREUZTER LOSLASS-SCHMERZ.**

Ferner liegt natürlich in fast allen Fällen eine

- **LOKALE ABWEHRSPANNUNG** vor.

Im typischen Fall liegt eine

- **ERHÖHTE SENKUNG** und eine
- **LEUKZYTOSE** vor.

26) Ordnen Sie zu:

A) Cholestase durch einen Gallenstein im Dct. choledochus
B) Hämolyse
C) beginnende Hepatitis
D) hereditäre Sphärozytose
E) Neugeborenenikterus
F) Cholestase durch Infiltration der Portalfelder bei Leukämie

1) direktes Bilirubin im Serum erhöht
2) indirektes Bilirubin im Serum erhöht

Antwort:

☒ 1: A, C, F
☒ 2: B, D, E

Wenn man weiß, was das direkte und was das indirekte Bilirubin ist und wann es gebildet wird ist die Frage eigentlich einfach

siehe Amtsarztfragen VERDAUUNGSORGANE VORKLINIK

☞ Das **INDIREKTE BILIRUBIN** ist der **EISENFREIE REST DES HÄMMOLEKÜLS** auf dem Weg zur Leber.

Das **INDIREKTE BILIRUBIN** ist also immer dann erhöht, wenn:

- entweder ein **VERMEHRTER ERYTHROZYTENABBAU** vorliegt, wie z. B. bei der
  - Ⓓ ○ angeborenen **Kugelzellenanämie** (*hereditäre Sphärozytose*) oder bei einer
  - Ⓑ ○ vermehrten **HÄMOLYSE**, z. B. bei einem **Malariaschub**,
- Ⓔ oder wenn die **LEBER** (*noch*) nicht in der Lage ist, das anfallende Bilirubin aus dem physiologischen Eryabbau zu verarbeiten und über die Galle auszuscheiden. Die Leber des **Neugeborenen** ist noch nicht „reif", d. h. sie kann ihre Stoffwechselaufgaben zur Zeit der Geburt noch nicht vollständig bewältigen - deshalb hat jedes Neugeborene einen **Ikterus**, eine Erhöhung des (*indirekten*) Bilirubins auf über 2,5 mg%.

☞ Dieser physiologische Ikterus ist nicht zu verwechseln mit dem pathologischen Ikterus bei **Rh-Inkompatibilität.** Hier steigt das Bilirubin auf über 8 mg% an. Es kann die, zu diesem Zeitpunkt auch noch unvollständige Blut-Hirnschranke durchbrechen und lagert sich in den Basalganglien ab. Dieser Ikterus führt zu Störungen der Motorik des Säuglings.

siehe Amtsarztfragen HÄMATOLOGIE

Eine weitere Möglichkeit, bei der das indirekte Bilirubin erhöht ist, ist

- ein (*zeitweiser*) Ausfall eines Enzyms in der Leber (***M. Meulengracht***) oder
- eine **schwere Hepatitis**.

Das **DIREKTE BILIRUBIN**, das normalerweise nur in der **Gallenflüssigkeit** sein sollte, ist erhöht bei allen Störungen, die mit einer **BEHINDERUNG DES GALLEABFLUSSES ODER DER GALLE-BILDUNG** einher gehen.

Ⓐ Die plausibelste Erklärung für die Erhöhung des direkten Bilirubins ist demzufolge ein **STEIN**, der die Gallenwege verschließt.

Wenn Sie sich die Anatomie der extrahepatischen Gallenwege nochmal ins Gedächtnis rufen, wissen Sie, daß dieser Stein entweder im ***Dct. hepaticus*** *oder im* ***Dct. choledochus*** *sitzen muß: wenn er im Dct. cysticus sitzen würde, käme eine Cholezystitis, aber keine Cholestase heraus.*

Ⓕ Aber auch eine **intrahepatische** Behinderung des Galleabflusses führt zu einer Cholestase mit Erhöhung des direkten Bilirubins.

Bei einer **Leukämie** können die Portalfelder zwischen den Leberläppchen so mit Leukozyten vollgestopft werden, daß die Gallekanälchen abgedrückt werden. Die Gallenflüssigkeit staut sich zurück, und kann, aufgrund der Tatsache, daß die Galle im Anfang einfach zwischen den Hepatozyten fließt (*nicht in einem extra Gefäß*) relativ unbehelligt ins Blut wieder übertreten.

siehe Amtsarztfragen VERDAUUNGSORGANE VORKLINIK

Ⓒ Bei einer **BEGINNENDEN HEPATITIS** ist ebenfalls das **DIREKTE BILIRUBIN** erhöht.

Der Grund ist folgender: Für den Hepatozyt ist es kein großes Kunststück, das indirekte (*unkonjugierte*) Bilirubin aus dem Blut aufzunehmen. Normalerweise ist es auch nicht sonderlich schwierig, an das indirekte Bilirubin eine Glucuronsäure anzuhängen und es so zum direkten Bilirubin zu machen. Der schwierigste Teil ist es, das konjugierte Bilirubin aus der Zelle **auszuschleusen**.

Für Streber: das hängt damit zusammen, daß das direkte Bilirubin ein relativ großes, wasserlösliches Molekül darstellt, das die Zellmembran (bestehend aus Fettmolekülen) schwer passieren kann. Es sind hier bestimmte, energieverbrauchende Transportmechanismen nötig.

Auch klinisch kann man den Unterschied zwischen einer Erhöhung des direkten und indirekten Bilirubins beobachten: nur das direkte Bilirubin führt bei einer Ablagerung in den oberen Hautschichten zu einem aufdringlichen **JUCKREIZ**, Patienten, die lediglich eine Erhöhung des indirekten Bilirubins aufweisen, sind „farbig“, ohne den Juckreiz.

27) Ordnen Sie zu:

A) Ulcus ventriculi
B) Ulcus duodeni

1) Entartung möglich
2) Patient hat Fieber
3) Obstipation
4) Bradykardie

Antwort:

☒ A: 1, 2
☒ B: 3,4

Obwohl die pathogenetischen Faktoren, die zur Entstehung von Ulcera führen, beim Ulcus ventriculi und beim Ulcus duodeni im wesentlichen die gleichen sind, gibt es doch noch einige Unterschiede, vor allem in der klinischen Ausprägung.
Mittlerweile hat man den anamnestischen Unterschied, daß ein ***Ulcus ventriculi nach dem Essen****, ein* ***Ulcus duodeni*** *im* ***Nüchternzustand*** *schmerzhaft ist, verlassen; es gab bei konkreter Überprüfung mehr Ausnahmen als Regelfälle.*

Man unterscheidet heute eher aufgrund der angegebenen **SCHMERZLOKALISATION** bei der Palpation des Abdomens:

- ein **Ulcus ventriculi** ist eher **links** schmerzhaft,
- ein **Ulcus duodeni** strahlt mehr nach **rechts** aus.

Große Unterschiede gibt es jedoch in der **Persönlichkeitsstruktur** der Patienten:

- Der **ULCUS VENTRICULI-PATIENT** ist **SCHWER KRANK** und zeigt das in der Regel auch. Er hat die typische **FACIES GASTRICA** mit den tiefen **Nasolabialfalten** und der grauen Gesichtsfarbe. Außerdem sind diese Patienten in der Regel eher schlecht gelaunt (*sauer!*).

❷ Der Patient fühlt sich krank und hat deutliche klinische Zeichen: erhöhte **BKS** und **FIEBER**.

❶ Das Ulcus ventriculi kann auch **ENTARTEN**, was beim Ulcus duodeni nie vorkommt.

☞ Deshalb muß man einen Patienten mit einer Ulcus ventriculi-Krankengeschichte unbedingt in regelmäßigen Abständen zur **GASTROSKOPIE** schicken!

- **ULCUS DUODENI-PATIENTEN** sind in der Regel jünger und haben nicht so deutliche Krankheitssymptome. Manchmal kommen diese Patienten erst, wenn **Komplikationen** aufgetreten sind, wie z. B. Perforationen, starke Blutungen etc.

❸ Der Ulcus duodeni-Patient hat eine **OBSTIPATION**: alle 3 Tage setzt er einen schafskotähnlichen Stuhl ab.

Die BKS ist normal oder manchmal sogar verlangsamt; aber nie beschleunigt, es tritt kein Fieber auf und der typische Ulcus duodeni-Patient neigt eher zur **Dissimulation** seiner Krankheit.

❹ Eventuell sind Zeichen einer **vegetativen Übererregbarkeit** in diesem Zusammenhang diagnostizierbar:

- **NIEDRIGER BLUTDRUCK,**
- **BRADYKARDIE,**
- lebhafte Reflexe und einen
- Dermographismus.

Wichtig: immer bei Ulcus-Patienten das **Hb** kontrollieren (*lassen*)

➡ Blutung im Magen-Darm-Bereich müssen nicht schmerzhaft sein und können zur Kreislaufinstabilität führen (***Schock***!)

28) Wie entsteht eine Gallenkolik?

Kann eine Gallenkolik auch ohne Steine vorliegen?

Antwort:

☒ Eine Gallenkolik entsteht durch eine Abflußbehinderung in den ableitenden Gallenwegen;
☒ sie kann auch durch Spasmen entstehen, wobei kein Stein vorliegen muß.

Allgemein entsteht eine **KOLIK** dann, wenn es zu einer **ÜBERDEHNUNG EINES MUSKULÄREN HOHLORGANS** gekommen ist.

Muskuläre Hohlorgane sind z. B.

- die Gallenwege,
- die Ureteren,
- der Darm.

Bei irgendeiner beliebigen Form der **Abflußstörung** staut sich der Inhalt des Hohlorgans vor der Stenose und führt zu einer **ÜBERDEHNUNG DER MUSKULATUR**. Die Muskulatur versucht nun, durch **verstärkte Kontraktionen** das Passagehindernis zu überwinden und strengt sich mächtig an. Wenn es der Muskulatur gelingt, ist alles wieder in Ordnung und der Patient merkt nichts davon. Wenn ein solches Ereignis öfters auftritt (*z. B. am Ureter an der Kreuzungsstelle über die Vasa iliaca communis*), kommt es zu einer **Hypertrophie** der Muskulatur, ohne daß der Patient jemals das geringste gemerkt hat.

siehe Amtsarztfragen NIERE

Erst wenn alle Anstrengungen der Muskulatur vergebens sind, erfolgt eine Rückmeldung an das ZNS in Form einer **SCHMERZEMPFINDUNG**.

Es wird in diesem Fall jede Kontraktionswelle der Muskulatur weitergemeldet und das führt zu dem typischen, **wellenförmigen Kolikschmerz**.

Merke: bei einer Kolik werden die Schmerzen nicht durch Wandverletzungen des steckengebliebenen Gegenstand ausgelöst, sondern durch die Kontraktionswellen im gestauten Bereich.

➡ *Deshalb kann alles, auch weiche Gegenstände, eine **Kolik** auslösen: der Witz ist nur, daß der Abfluß bzw. der Weitertransport des Inhalts ziemlich radikal unterbunden werden muß.*

Um auf unsere Ausgangsfrage zurückzukommen: natürlich ist das „klassische“ Auslösemoment einer Gallenkolik ein Gallenstein, es genügt aber manchmal auch einfach ein **Krampf der glatten Muskulatur** der Gallenwege.

Man erkennt solche Patienten daran, daß sie nach einer Gallenblasenoperation immer noch Gallenkoliken haben (*und das sind nicht mal wenig Patienten*!); man nennt die Spasmen **GALLENGANGSDYSKINESIE**.

Hier helfen naturheilkundliche Verfahren weiter.

29) Nennen Sie einen sicheren Nachweis für Gallensteine!

Antwort:

☒ Die Sonographie.

GALLENSTEINE entstehen, wenn die Substanzen der Gallenflüssigkeit nicht mehr im richtigen Verhältnis zueinander vorliegen.
So müssen z. B. die **GALLENSÄUREN** nicht nur zur Fettverdauung helfen (*Emulgierung von Fetten*), sondern auch das ausgeschiedene **Cholesterin** in Lösung halten. Wenn die Leber zuwenig Gallensäuren herstellt, besteht die Gefahr, daß Cholesteringallensteine entstehen.

Da die Leber öfters mal was besseres zu tun hat, als Gallensäuren zu produzieren (z. B. in Hungerphasen, im Streß, beim Diabetes) sagt man, daß 40 % der Erwachsenen Gallensteine ihr eigen nennen.

Beschwerden macht aber nur ein ganz geringer Teil der Steine. Oft vertragen diese Patientinnen (*Gallensteinträger sind meistens Frauen*)

- keinen **Kaffee**, besonders in Zusammenhang mit
- Fett und Eiern (**Kuchen**!), sowie
- **Bohnen,**
- **Alkohol** und
- bestimmte Gewürze.

Da die Gallensäuren natürlich auch beim Verdauungsvorgang fehlen, klagen diese Patienten oft über **Aufstoßen** oder **Blähungen**.

Ernst wird es,

- wenn der **STUHL ENTFÄRBT** ist, bzw.
- wenn solche Patientinnen über **ALLGEMEINEN JUCKREIZ** klagen.

Wissen Sie's noch? der Juckreiz stammt jetzt wahrscheinlich von einer Ablagerung von direktem Bilirubin in den oberen Hautschichten; die Stuhlentfärbung weist darauf hin, daß die Gallenwege verschlossen sind.

siehe Amtsarztfragen VERDAUUNGSORGANE VORKLINIK

Ein weiteres Alarmsignal ist das Auftreten von **OBERBAUCHSCHMERZEN** rechts, die in die Schulterblätter ausstrahlen und die mit Fieber einhergehen:

➡ die Gallenblase hat sich entzündet!

Jetzt sind die Gallensteine „*reif*“:

- Der übliche diagnostische Weg ist das Anfertigen eines **SONOGRAMMS**; hier kann man die Größe der Gallenblase und die Größe und Anzahl der Steine meist recht gut bestimmen.

- Eine andere Möglichkeit ist eine **ERCP** (*endoskopisch-retrograde Cholangio-Pankreaticographie*). Man geht mittels eines Magenschlauchs bis zur Papilla Vateri vor und spritzt Kontrastmittel in die gemeinsame Mündung des Dct. pankreaticus und des Dct. choledochus.

Wenn Steine **Ärger** machen, müssen Sie entfernt werden; stumme Gallensteine könnte man nur beobachten. Die Steinentfernung kann prinzipiell auf zweierlei Weise geschehen:

❶ entweder führt man reichlich **Gallensäuren** zu, so daß sich der Stein **auflöst**, oder
❷ man **operiert**; ev. endoskopisch.

30) Wann vermuten Sie das Vorliegen eines Ascites?

Mindestens 3 Angaben!

Antwort:

☒ Patient hat eine Gewichtszunahme,
☒ aufgetriebenen Bauch,
☒ Orthostaseprobleme

ASCITES ist eine **WASSERANSAMMLUNG IM BAUCHBEREICH.**

Mögliche **URSACHEN** sind:

- schwere Lebererkrankungen (*Virushepatitis, Leber-Tbc*),
- Tumore,
- Herzinsuffizienz,
- Pfortaderstauung oder
- das nephrotische Syndrom.

siehe Amtsarztfragen NIERE

Wenn sich im Rahmen eines Krankheitsbilds Ascites entwickelt, ist das meistens Zeichen einer schlechten Prognose.

Ascites ist eigentlich keine reine Wasseransammlung in der Bauchhöhle, sondern **LYMPHE**, also eine eiweißreiche Flüssigkeit. Dadurch kommt ein **Circulus virtiosus** zustande: das Eiweiß des Ascites fehlt überall sonst im Körper, dadurch kommt es immer mehr zur **Ödembildung** an allen möglichen Stellen.

siehe Amtsarztfragen HERZ/KREISLAUF VORKLINIK

Man könnte es auch so ausdrücken: die Ausbildung eines Ascites ist das Zeichen, daß sich die **intravasale Flüssigkeitsmenge immer mehr reduziert**, während das **Interstitium** mit Wasser (*oder Lymphe*) **überfüllt** ist. Der Körper baut in diesem Stadium vermehrt **Muskelmasse** ab, um den onkotischen Druck noch aufrechterhalten zu können.

➡ Es kommt zum **MUSKELSCHWUND** beim Patienten.

Wegen des **Flüssigkeitsmangels** innerhalb der Gefäße klagt der Patient über **ORTHOSTATISCHE PROBLEME**, d. h. ihm wird es schwindlig beim Aufstehen aus der Hocke o. ä., obwohl der Gesamtwasserbestand des Körper mehr als ausreichend wäre. Die Verminderung der intravasalen Flüssigkeit kann außerdem noch zu einer **Niereninsuffizienz** führen.

Wenn man sich einen Blick für seine Patienten angewöhnt hat, kann man einen mittelprächtigen Ascites eigentlich kaum übersehen. Der Patient fällt durch einen

- **AUFGETRIEBENEN BAUCH** auf, der im Gegensatz zu den
- **DÜNNEN EXTREMITÄTEN** steht.

Im Anfangsstadium merken die Patienten eine **GEWICHTSZUNAHME**, die nicht vom Essen abhängig ist. *Kein Wunder, eine „normale" Ascitesmenge kann ohne weiteres 20 Liter betragen*. Die Gewichtszunahme geht einher mit einer **VERGRÖSSERUNG DES BAUCHUMFANGS**.

Ihre sinnvollste Untersuchungsmethode zur Feststellung eines Ascites ist die **PERKUSSION** der Bauchdecken in 2 Richtungen, wie in **FRAGE # 13** beschrieben ist.

Apparativ kann man mit dem **Ultraschall** das Wasser (*bzw. die Lymphe*) gut feststellen.

31) Warum bekommt ein Patient mit Leberzirrhose blaue Flecken?

Antwort:

☒ Die fortgeschrittene Leberzirrhose geht mit einer Verminderung der Synthese der Gerinnungsfaktoren einher.

Die **LEBERZIRRHOSE** ist eine Erkrankung, die sich sehr unterschiedlich äußert. *Prinzipiell kann man mit einer Leberzirrhose noch gut 100 Jahre alt werden, sofern das schädigende Agens, das die Leberzirrhose verursacht hat, nicht mehr einwirkt.*
Die Leber weist zwar einen Umbau (*vermehrtes Bindegewebe*) auf, kann aber ihre Funktion noch voll erfüllen.

☞ Man nennt diesen Zustand eine **LATENTE ZIRRHOSE**.

Die **MANIFESTE ZIRRHOSE** geht mit **STÖRUNGEN DER LEBERFUNKTION** einher.

- An erster Stelle steht hier die Störung der **ENTGIFTUNGSFUNKTION**, die besonders den **Ammoniak** aus dem Aminosäurestoffwechsel betrifft. Der Ammoniak führt zu einer Bildung falscher **Neurotransmitter**, was sich in der
  - **HEPATISCHEN ENCEPHALOPATHIE**
    (*Bewußtseinsstörungen etc., verstärkt nach einer **Eiweißmahlzeit***) äußert.

🕮 **siehe Frage # 3**

- Die Störungen im übrigen Körper betreffen in erster Linie die verminderte Synthese von **BLUTEIWEISSEN**. Außer den
  - **ALBUMINEN** sind hier auch die
  - **GERINNUNGSFAKTOREN**, aber auch
  - **GERINNUNGSHEMMENDE FAKTOREN** betroffen.

➠ Deshalb kann ein Patient mit fortgeschrittener Leberzirrhose (*mit Leberinsuffizienz also*) sowohl

- eine **VERLÄNGERTE BLUTUNGSZEIT** als auch
- eine **erhöhte Thromboserate**

- oder auch beides zusammen aufweisen.

- Durch Wasserverlust und durch die verminderte Tätigkeit der Kupffer'schen Sternzellen kommt es darüber hinaus zu einer Schädigung der **NIERE**, die wiederum einer **Störung des Säure-Basen-Haushalts** Vorschub leistet.

- Am Kreislaufsystem resultiert eine **VERMINDERTE HERZTÄTIGKEIT** mit einer **Bradykardie** und einem **Absinken des Blutdrucks**.

- Zusätzlich läßt sich noch eine Auswirkung auf die **LUNGE** beobachten
  Das NH_3 induziert eine **Hyperventilation** (*vermehrte Abatmung*), wobei natürlich auch mehr CO_2 abgegeben wird. Durch diese respiratorische Alkalose vermindert sich die **cerebrale Durchblutung** (*die Gehirngefäße sind autoregulativ*).

Sie sehen, über

☺ *eine kompensierte Leberzirrhose läßt sich reden;*

☹ *eine dekompensierte Leberzirrhose führt recht schnell zu diversen Ausfällen und hat therapeutisch eine schlechte Prognose.*

32)Nennen Sie Symptome und Behandlung des chronischen Magenulkus!

Welche Untersuchung führen Sie durch /lassen Sie durchführen?

Antwort:

☒ Symptome sind Schmerzen in Abhängigkeit von der Nahrungsaufnahme und ein umschriebener Druckschmerz im Oberbauch.

☒ Die Behandlung des Magenulcus erfolgt in der Hauptsache mit Antibiotika und schleimlockenden Substanzen;

☒ an Untersuchungen ist eine Gastroskopie nötig.

Das **MAGENULKUS** ist ein häufige Erkrankung.

Kennzeichen sind z. B. die typischen **ULKUSSCHÜBE**

- im **HERBST** und
- im **FRÜHJAHR**.

Die **SCHMERZEN** des unkomplizierten Magenulkus treten immer **IN ABHÄNGIGKEIT VON DER NAHRUNGSAUFNAHME** auf: entweder verschlimmert die Nahrungsaufnahme den Schmerz oder sie erleichtert den Schmerz.

Falls der Patient über einen Dauerschmerz klagt, ist zu erwägen, ob es sich nicht vielleicht schon um einem Durchbruch handelt!

Bei Ulcus ventriculi ist der Patient **KRANK** - er hat

- Fieber,
- erhöhte BKS und
- leidet.

siehe Frage # 27

Die Abdomenuntersuchung ergibt eine **LOKALISIERTE ABWEHRSPANNUNG** im **linken Oberbauch** (***Magenareal***).

☞ Die Untersuchung bei Verdacht auf ein Ulcus ventriculi muß auch immer die möglichen **KOMPLIKATIONEN** ausschließen:

- ☠ **PERFORATION,**
- ☠ **PENETRATION,**
- ☠ **BLUTUNG ODER**
- ☠ **ENTARTUNG.**

☠ Die **Perforation** und die **Penetration** kann man durch die **Anamnese** ausschließen: solange es sich nicht um einen zunehmenden Dauerschmerz handelt, und der Schmerz mindestens zweimal am Tag vollständig verschwunden ist, darf man annehmen, daß es sich noch um einem unkomplizierten Verlauf handelt.

☠ Eine **Blutung** schließt man durch die Messung des **Hämoglobins** aus: beim Mann sind Werte von 14 bis 18 mg% normal, bei der Frau 12 bis 16 mg%

siehe Amtsarztfragen Hämatologie

☠ Eine **ENTARTUNG** kann man nur dadurch ausschließen, daß man den Patienten zu einer **GASTROSKOPIE** schickt. Das Entartungsrisiko ist immerhin 2 %!

Therapeutische Maßnahmen:

Nach den neuesten Erkenntnissen ist auch beim Magenulcus ein gramnegativer Keim, **HELIOBACTER PYLORI** mitbeteiligt. Es gibt auch bereits schulmedizinische Medikamente, die Mischungen aus Antibiotika und Bismut (*schleimfördernd*) sind.

☞Andere schulmedizinische Möglichkeiten sind die **H_2-BLOCKER**, die sehr wenig Nebenwirkungen haben

siehe Amtsarztfragen VERDAUUNGSORGANE VORKLINIK

oder, wenn das Ulcus innerhalb von einem Vierteljahr nicht wegzukriegen ist, auch eine **OPERATION**.
Man durchtrennt bei dieser Operation die Fasern, die vom N. vagus zum Magen ziehen (selektive Vagotomie).

☞Sie können als Alternativmediziner natürlich alle diese Maßnahmen unterstützen: wenn der Patient Fieber hat, stecken Sie ihn ins **Bett**, außerdem gibt's weder

- **Kaffee**, noch
- **schwarzen Tee** noch wird
- **geraucht**.
- **Aspirin** ist jetzt auch nicht das Mittel der Wahl.

Wie wär's aber unterstützend mit **Autogenem Training**? *Wenn Sie möchten, können Sie hier viel Motivationsarbeit leisten.*

33) Welche Aussage/n ist/sind richtig?

Ursachen einer Erhöhung der γ-GT können sein:

a) Rechtsherzinsuffizienz
b) Magenkarzinom
c) Alkoholabusus
d) Cholestase
e) unkomplizierte Pankreatitis

A) Alle Aussagen sind richtig.
B) Nur Aussage d ist richtig.
C) Nur Aussagen a, c und d sind richtig.
D) Nur Aussagen b, c, d und e sind richtig.
E) Nur Aussagen c und e ist richtig.

Antwort:

☒ Lösung C.

Die **γ-GT** (*γ- Glutamyltransferase*) ist ein membranständiges Enzym und sitzt relativ „weit außen" in der Leberzelle.

siehe Amtsarztfragen VERDAUUNGSORGANE VORKLINIK

Deshalb ist die γ-GT auch bereits bei kleineren Schädigungen der Leberzelle erhöht; sie ist das Enzym, das bei **Leberzellschädigungen AM SCHNELLSTEN** ansteigt.

Eine Erhöhung der γ-GT kann auftreten bei:

❶ **MEMBRANSCHÄDIGUNGEN** des Hepatozyten.

ⓐ ○ Bei einer **Stauungsleber**.
Das zurückgestaute Blut drückt die Leberzellen und führt quasi zu Miniverletzungen der Leberzelle.

ⓓ ○ Bei einer **Cholestase**.
Hier drückt die zurückgestaut Galle auf die Leberzelle.

❷ Leberzellschädigungen durch **VERGIFTUNGEN** im weitesten Sinne.

ⓒ ○ Hierzu gehört in erster Linie der **Alkoholabusus**.
Alkohol muß von der Leber alleine abgebaut werden; in dem Moment, wo klinische Erscheinungen auftreten (*Rausch oder auch nur rauschähnliche Zustände*) ist die Leber überfordert - sichtbar an einer Erhöhung der γ-GT des Serums.

○ Weitere Möglichkeiten, seine Leber zu überfordern, ist die, vor allem chronische **Medikamenteneinnahme**.
☞ Hierzu zählen **auch naturheilkundliche Medikamente**; bei **allen** Medikamenten ist die Leber gefordert (*das ist ja auch der Grund, weshalb es keine Medikamente gibt, die die Leber in ihrer Tätigkeit unterstützen; eine kranke Leber kann man nur in Watte packen und hoffen, daß die hohe Regenerationsfähigkeit zur Heilung führt*).

○ Die „richtigen" Gifte, wie z. B. das Phalloidin des **Knollenblätterpilzes**, führen natürlich auch zu einer Erhöhung der γ-GT.

❸ Die dritte große Möglichkeit, sich eine Erhöhung der γ-GT zuzulegen, sind **LEBERTUMORE**, vor allem bösartige. Es ist gleichgültig, ob es sich dabei um ein primäres Leberzellkarzinom handelt oder um Metastasen; jedes **invasive Wachstum** innerhalb der Leber führt zu einer Erhöhung der Leberwerte und damit auch der γ-GT.

ⓓ Ein **MAGENKARZINOM** hat mit der γ-GT nichts zu tun. Die γ-GT, die im Serum gemessen wird, stammt aus der Leber und/oder dem Gallenwegssystem.
Beim Magenkarzinom kann man einen **positiven Hämocculttest** finden oder ein erhöhtes **CEA** (*Carzino-Embryonales-Antigen, ein Tumormarker*).

ⓔ Die **PANKREATITIS** führt zur Erhöhung der **Pankreasenzyme** im Serum. Die typischen Pankreasenzyme sind die

- **Pankreas-Lipase** (*Normwert 20 bis 190 U/l*) und die
- **Amylase** (*Normwert bis 120 U/l*).

34) Welche Aussage/n ist/sind richtig?

Folgende Bakterien können eine Enteritis verursachen:

a) E. coli
b) Yersinia pseudotuberkulosis
c) Clostridium difficile
d) Salmonella typhimurium
e) Treponema pallidum

A) Alle Aussagen sind richtig.
B) Nur Aussagen a, b, c und d sind richtig.
C) Nur Aussagen b und d sind richtig.
D) Nur Aussagen a und d sind richtig.
E) Nur Aussagen a, c und e sind richtig.

Antwort:

☒ Lösung B.

ENTERITIDEN sind Infektionskrankheiten des Darms, die in der Regel mit

- **Durchfall,**
- eventuell **Erbrechen** und
- **Fieber** einher gehen.

Enteritiden darf der Heilpraktiker nicht behandeln; sie sind **MELDEPFLICHTIG** bei Verdacht, Erkrankung und Tod.

ⓐ Enteritiden können von **E. COLI** hervorgerufen werden; besonders bei Reisen in fremde Länder (*Montezuma's Rache*). Der genaue Pathomechanismus ist noch nicht vollständig bekannt, aber man nimmt an, daß die körpereigenen E. coli-Bakterien sich unter dem Einfluß von fremder Nahrung (*fremde Antigene*) und ev. Bakteriophagen in pathogene Keime umwandeln. Normalerweise dauert eine solche **Reisediarrhoe** maximal 1 Woche und heilt ohne große Probleme aus.

ⓑ **YERSINIA PSEUDOTUBERKULOSIS** kann **Durchfälle** verursachen, soll aber auch eine Rolle bei der **Appendicitis** spielen.

ⓒ **CLOSTRIDIUM DIFFICILE** ist eine gefürchteter, grampositiver Keim. Wie alle Clostridien ist er in der Lage, ein starkes Exotoxin zu bilden, das die Darmschleimhaut erheblich schädigen kann. Unter normalen Umständen ist dieser Keim nur in sehr geringer Anzahl im Darm vorhanden; sein Wachstum wird durch die normale Darmflora gehemmt. Wenn ein Patient jedoch eine ausgedehnte **Antibiotikatherapie** nötig hat, kann es sein, daß sehr viele Keime der normalen Darmflora geschädigt werden und deren Plätze durch Clostridium difficile besetzt werden.

Es entsteht daraus das Krankheitsbild der **nekrotisierenden Kolitis**, ein sehr schweres Krankheitsbild, das auch letal enden kann.

ⓓ **SALMONELLA TYPHIMURIUM** ist der Erreger der **Salmonellenenteritis**. Die Erreger bleiben im Darm (*dringen nicht wie Salmonella typhi oder paratyphi unter das Epithel ein*) und verursachen keine Allgemeininfektion. Die Salmonellenenteritis geht mit Unwohlsein und Brechdurchfälle einher. Dauer in der Regel: max. 2 Tage.

ⓔ **TREPONEMA PALLIDUM** ist ausnahmsweise mal nicht für eine **ENTERITIS** verantwortlich. Der Erreger der **Syphilis** kann (*im 2. Stadium*) eine **HEPATITIS** verursachen, generalisierte Hautausschläge, Haarausfall und Knochenhautentzündungen, *aber diesmal ist er unschuldig*.

siehe Amtsarztfragen INFEKTIONSKRANKHEITEN

35) Welche Ursachen der Dyspepsie kennen Sie?

Antwort:

☒ Infektionen mit E. coli oder Viren.

Eine **DYSPEPSIE** ist eine **AKUTE VERDAUUNGSSTÖRUNG IM SÄUGLINGSALTER**.

Die Kinder haben

- Bauchweh,
- verweigern die Nahrung,
- sind unruhig und
- erbrechen.

Oft entsteht eine Dyspepsie durch eine Infektion mit Keimen, die vorher für eine andere Infektion (*Mittelohrentzündung, Grippe etc.*) verantwortlich waren. Eine Dyspepsie ist also meist eine **FOLGEERKRANKUNG**.

In Frage kommende Erreger sind:

- E. coli (*häufig*), weiterhin
- Staphyllokokken ,
- Salmonellen,
- Shigellen oder
- Viren.

☠ *Beim Kleinkind und Säugling ist die große Gefahr bei einem Brechdurchfall, daß die Kinder eine Exsikkose entwickeln; erstes Zeichen ist eine heisere Stimme beim Schreien.*

36) Welche Aussage/n ist/sind richtig?

Ein Patient berichtet, daß sein Stuhl seit einigen Tagen schwarz wie Teer ausgesehen habe.

Welche Ursachen sind möglich?

a) Einnahme eisenhaltiger Arzneimittel
b) Gallenblasenstein
c) Magenblutung
d) Hämorrhoiden
e) beginnende Hepatitis
f) Darm-Ca

A) Alle Aussagen sind richtig.
B) Nur Aussagen a, c, d und e sind richtig.
C) Nur Aussagen a, b, d und f sind richtig.
D) Nur Aussagen a, c und f sind richtig.
E) Nur Aussagen b, d, e und f sind richtig.

Antwort:

☒ Lösung D.

Ein **SCHWARZ VERFÄRBTER STUHLGANG** enthält **EISEN**.

Das Eisen kann

ⓐ
- aus **EISENPRÄPARATEN** stammen, oder
- aus **BLUTUNGEN** aus dem Magen-Darm-Trakt.

ⓒ Wenn der Stuhl bei einer **Magenblutung** schwarz verfärbt ist, ist das hinweisend auf eine **größere** Blutung; immerhin haben die Verdauungsenzyme und die Bakterien im ganzen Dünn- und Dickdarm das Blut, bzw. das Eisen nicht resorbieren können.

ⓕ Ein **Darm-Karzinom** braucht nicht so viel zu bluten, um die gleiche Schwarzfärbung zu erreichen wie ein Magenulcus z. B. Deshalb ist die Wahrscheinlichkeit, daß ein Darm-Karzinom zugrunde liegt, auch größer.

ⓓ **HÄMORRHOIDEN** führen zu einer **HELLROTEN Blutauflage** auf dem Stuhl, nicht zu einer Schwarzfärbung.
Reingefallen? Gewöhnen Sie es sich an, die Fragen konzentriert durchzulesen!

ⓑ Ein **GALLENBLASENSTEIN**, der brav in der Gallenblase bleibt, hat eigentlich keinen Einfluß auf die Stuhlfarbe. Erst wenn er auf „Wanderschaft" geht und der **Dct. choledochus** verstopft kommt es zu einer **ENTFÄRBUNG DES STUHLS.**
🕮 **siehe Amtsarztfragen VERDAUUNGSORGANE VORKLINIK**

ⓔ Eine beginnende **HEPATITIS** führt auch zu einer **ENTFÄRBUNG DES STUHLS**, da die Exkretion des direkten Bilirubins aus der Leberzelle vermindert ist. Dadurch wird im Colon **kein Urobilinogen** gebildet und der Stuhl, sowie der Urin bleibt **hell**.

37) Welche Aussage/n ist/sind richtig?

Symptome bei Hepatitis:

a) Schüttelfrost
b) hochgradiger Flüssigkeitsverlust
c) Blut im Urin
d) Teerstuhl
e) unerträgliche Kopfschmerzen
f) kaffeesatzartiges Erbrechen

A) Nur Aussagen c und d sind richtig.
B) Nur Aussagen a, d und e sind richtig.
C) Nur Aussagen a, b, c und f sind richtig.
D) Nur Aussagen a und e sind richtig.
E) Keine Aussage ist richtig.

Antwort:

☒ Lösung E.

Die **HEPATITIS** ist eine **INFEKTIONSKRANKHEIT** mit Hepatitisviren (*A, B, C, D und E*)

Sie ist **MELDEPFLICHTIG** bei **Erkrankung und Tod** und fällt damit unter das **BEHANDLUNGS-VERBOT**.

Eine Hepatitis sieht im Anfang aus wie eine **GRIPPE**: der Patient leidet unter

- **Appetitlosigkeit**,
- **Übelkeit**, es kann
- **Fieber** auftreten,
- **Muskel-** und **Gelenkschmerzen** und
- ein **allgemeines Krankheitsgefühl**.

Der einzige Unterschied zur echten Grippe ist der, daß nach einiger Zeit ein allgemeiner **JUCKREIZ** auftritt, hervorgerufen durch die Ablagerung des direkten Bilirubins in der Haut.

siehe Amtsarztfragen VERDAUUNGSORGANE VORKLINIK

In der Regel fällt das Fieber mit Einsetzen der **Gelbfärbung** und der Patient fühlt sich subjektiv besser.

Die Untersuchungsbefunde ergeben

- eine **DRUCKSCHMERZHAFTE LEBER** und
- eventuell **GESCHWOLLENE LYMPHKNOTEN**.

Beweisend für eine Hepatitis ist die **SEROLOGIE**:

- Anti-Hepatitis-A-Virus oder das
- Anti-HBc
  Antikörper gegen das Core-Antigen (Kern-Antigen) des Hepatitis B-Virus oder das
- Anti-HBs
  Antikörper gegen das Oberflächen-Antigen (Surface) des Hepatitis B-Virus.

ⓐ **Schüttelfrost** tritt bei hoch fieberhaften Infektionserkrankungen auf, z. B. die Lobärpneumonie oder Malaria.

ⓑ Hochgradiger **Flüssigkeitsverlust** ist bei Magen-Darm-Erkrankungen zu erwarten, z. B. bei Cholera.

ⓒ **Blut im Urin** deutet auf eine Infektion oder auf einen Tumor in der Niere oder in den ableitenden Harnwegen hin.

ⓓ **Teerstuhl** entsteht bei einer starken Blutung im oberen Magen-Darm-Trakt.

ⓔ Unerträgliche **Kopfschmerzen** würde ich einer Hirnblutung oder Subarachnoidalblutung zuordnen.

ⓕ **Kaffeesatzartiges Erbrechen** tritt auf bei einer Blutung des Magens oder des Ösophagus, wobei das Blut vor dem Erbrechen mit Magensäure in Berührung gekommen ist.

38) Ein Patient berichtet Ihnen, daß er unter einer hartnäckigen Analfissur leide.

Wie gehen Sie weiter vor?

Was fällt Ihnen zu diesem Krankheitsbild ein?

A) Eine naturheilkundliche Behandlung ohne weiteres möglich.
B) Die Fissur muß vom Arzt unbedingt auf Syphilis abgeklärt werden.
C) Eine Analfissur darf vom Heilpraktiker grundsätzlich nicht behandelt werden.
D) Sie haben den Verdacht, daß es sich um Gonorrhoe handeln könnte; Patient muß namentlich dem nächsten Gesundheitsamt gemeldet werden.
E) Sie führen eine ausführliche Inspektion durch.

Antwort:

☒ Lösung E.

Eine **ANALFISSUR** ist ein **ULCUS IM ANALBEREICH**, das höllische **SCHMERZEN** verursachen kann.

Es liegt am Übergang der

- **Schleimhaut** (*Darmepithel mit Lamina epithelialis, Lamina propria, Muscularis mucosae, Submucosa und Muscularis*)
- zur **Außenhaut** (*verhorntes Plattenepithel*)

Es entsteht durch einen **Elastizitätsverlust** an dieser Stelle.

Der **Elastizitätsverlust** entsteht entweder

- durch **chronische Infektionen** an dieser Stelle oder
- durch **harte Kotmassen**.

Eine andauernde Alteration der Haut führt zu einer **Vernarbung**, und Narben sind bekanntlich **unelastisch**.

Das Ulcus ist klein *aber oho*. Es äußert sich in krampfartigen, gemeinen **SCHMERZEN bei der Defäkation**; der Schmerz hält dafür auch einige Stunden an. Normalerweise trauen sich die Patienten nicht mal mehr, auf die Toilette zu gehen (*Differentialdiagnose Obstipation*). Oft kommt es auch noch zu **BLUTUNGEN nach** der Stuhlpassage (*weniger zu Blutauflagerungen **auf** dem Stuhl; das spräche eher für **Hämorrhoiden***).

Ⓐ Eine **NATURHEILKUNDLICHE BEHANDLUNG** ist sicherlich möglich - wenn es sich bei diesem Krankheitsbild wirklich um eine Analfissur handelt!

*Wenn Sie diese Lösung angekreuzt haben, betrachten Sie sich als **DURCHGEFALLEN**; eine **DIAGNOSE OHNE UNTERSUCHUNG** ist eine grobe **VERNACHLÄSSIGUNG DER SORGFALTSPFLICHT**!!*

Ⓑ **SYPHILIS** kann zwar viele Krankheitsbilder immitieren (*besonders im 2. Stadium*), führt aber ausnahmsweise **nicht** zu einer Analfissur. **LUES II** verursacht in der Rima ani flache, rosa **Papeln**, die **nässen** und **hochinfektiös** sind: die **CONDYLOMATA LATA**.

Diese Condylome schmerzen weder beim Stuhlgang noch sonst, der Patient bemerkt sie meisten, weil sie beim Gehen und Sitzen reiben.

Näheres siehe Amtsarztfragen INFEKTIONSKRANKHEITEN.

Ⓒ Jetzt ist wieder mal Gesetzeskunde gefragt: dem HP ist die Untersuchung, Befundung und Behandlung der **Geschlechtsorgane** verboten die Analregion gehört aber zum **Verdauungstrakt**.

siehe Amtsarztfragen GESETZESKUNDE

Wenn Sie möchten, dürfen Sie als HP dort Ihr Unwesen treiben.

Ⓓ Na, das war auch kräftig daneben. **GONORRHOE** äußert sich

- beim Mann durch einen **EITRIGEN AUSFLUSS** aus der Harnröhre,
- bei der Frau durch eine **eitrige Vaginalsekretion**.

Hier herrscht striktes **BEHANDLUNGSVERBOT** für den HP; da der HP aber die Geschlechtsorgane nicht mal untersuchen darf, kann er auch keine **Geschlechtskrankheit** diagnostizieren (*oder den Verdacht erheben*) und meldet demzufolge auch **nicht**.

§§ Es meldet der untersuchende **ARZT** anonym dem Gesundheitsamt, es sei denn, der Patient gibt deutlich zu verstehen, daß es seine **Behandlungspflicht** nicht ernst nimmt. In diesem Fall efolgt eine namentliche Meldung!!

Ⓔ Vor die Diagnose haben die Götter halt nun mal die **UNTERSUCHUNG** gesetzt. Es könnte ja sein, daß sich hinter dem Symptom „schmerzhafte Blutung im Analbereich" ein **ANALKARZINOM** verbirgt!
Also entweder sorgfältig inspizieren oder den Patienten mangels Kenntnis gleich zum Hausarzt schicken.

Denn jetzt stellt sich die nächste Frage: wie sieht denn so eine Analfissur aus? Ich schätze, die wenigsten von Ihnen werden schon mal eine gesehen haben.

Die Analfissur ist

- ein tiefes, entweder längliches oder dreieckiges **Hautgeschwür,**
- das an der Grenze Schleimhaut-Haut beim Pressen sichtbar wird.
- Meistens liegt die Fissur in der Mittellinie;
- die Größe beträgt einige Millimeter.
- Um das Ulcus ist die Haut **weißlich** (Fibrosen sind weiß) und mittendrin sieht man den demutspendenden Hautriß.
- Am Ulcusgrund ist normalerweise der M. spincter ani internus (*!*) sichtbar.

39) Welche Aussage ist richtig?

Die häufigste Ursache für Ascites ist ...

A) Herzleiden.
B) Niereninsuffizienz.
C) Störungen des Lymphabflusses.
D) chronisches Leberleiden.
E) Magenkarzinom.
F) chronische Pankreatitis.

Antwort:

☒ Lösung D.

Das war wieder mal eine Frage zum Aufbauen.

ASCITES ist die **Bauchwassersucht**, d h. es handelt sich um

- ein **ÖDEM**
- in der **FREIEN BAUCHHÖHLE**.

Prinzipiell können alle bekannten Ursachen, die zu Ödemen führen, auch zum Ascites führen, im Speziellen hat jede Erkrankung natürlich ihr Lieblingsödem.

Zur Pathogenese des Ödems **siehe Amtsarztfragen HERZ/KREISLAUF VORKLINIK**

Das besondere am Ascites ist, daß es sich um ein **Lymphödem** (*eiweißhaltig*!) handelt; Lymphödeme werden ohnehin sehr schlecht resorbiert. Der Gesamtwasserbestand des Patienten ist erhöht, trotzdem ist das intravasale Volumen erniedrigt, so daß irgendwann **Nierenschäden** folgen (*hepatorenales Syndrom*).

Meist hat der Ascites eine schlechte Prognose und kündigt das **Terminalstadium** an.

Ⓓ Die häufigste Ursache für einen Ascites ist die **LEBERZIRRHOSE**.
Bei einer sehr fortgeschrittenen Leberzirrhose, wenn fast das ganze Parenchym der Leber stark verändert ist, kann die Leber ihre Aufgaben im **Intermediärstoffwechsel** nicht mehr wahrnehmen.
siehe Amtsarztfragen VERDAUUNGSORGANE VORKLINIK

- ➡ Die **Synthese von Albuminen** bleibt auf der Strecke,
- ➡ der **onkotische Druck** fällt ab und
- ➡ die Rückresorption von Interzellularflüssigkeit ist vermindert.

Da die Leberzirrhose meist noch mit einem **Pfortaderhochdruck** einher geht, ist das Ödem im Bauchraum am stärksten ausgeprägt.

Ⓔ Weitere Ursachen, die mit einer **Leberschädigung** einhergehen können, sind **TUMORE** in der Leber; oft handelt es sich um **METASTASEN**. *Das klassische Karzinom, das früh in die Leber metastasiert ist zwar das* ***KOLON-CA****, aber es können auch einmal Metastasen eines* ***Magenkarzinoms*** *sein.*

Ⓐ Eine **HERZINSUFFIZIENZ** kann durchaus auch einmal zu einer Leberzirrhose führen
siehe Amtsarztfragen HERZ/KREISLAUF KLINIK.

Bei einer **RECHTSHERZINSUFFIZIENZ** kommt es durch den **chronischen Blutstau** ebenfalls zu einem bindegewebigen Umbau des Leberparenchyms (*Leberzirrhose*) und daraus kann auch ein Ascites resultieren.

Ⓑ Die **NIERENINSUFFIZIENZ** führt seltener zu einem Ascites.
Es kommt bei der manifesten Niereninsuffizienz zu einem **Rückstau der harnpflichtigen Substanzen** und natürlich auch von **Wasser**; das Wasser verteilt sich aber eher gleichmäßig im Körper.

- Eventuell sind morgens **LIDÖDEME** bemerkbar;
- die Patienten mit Niereninsuffizienz haben aber ebenso geschwollene Hände, Füße und Knöchel.

Ⓒ Eine **STÖRUNG DES LYMPHABFLUSSES** der Darmschlingen ist eine (*atypische*) **Infektionskrankheit**, die **M. WHIPPLE** heißt.
Pathogenetisch handelt es sich um einen **Defekt in der Abwehr**, so daß es zu einer bakteriellen Besiedlung der lymphatischen Abflußwege des Darms kommt.

➠ Daraus resultiert ein Rückstau der eiweißhaltigen Lymphflüssigkeit in den Darm und es entwickelt sich ein **ENTERALES EIWEISSVERLUSTSYNDROM**: der Patient hat

- Durchfälle und
- verliert Albumine über die Lymphe. Die Patienten
- verlieren außerdem an Gewicht, und leiden unter
- Gelenksbeschwerden.

Beim M. Whipple kommt es **nicht** zu einem Ascites.

Ⓕ Eine **CHRONISCHE PANKREATITIS** ist erkenntlich an dem **FETTSTUHL**, und, im Spätstadium, an einem **DIABETES MELLITUS.**

Durch die **Maldigestion** und damit auch die **Malabsorption** werden zu wenig Eiweiße resorbiert, so daß sich **EIWEISSMANGELÖDEME** entwickeln können. Diese Eiweißmangelödeme machen sich dann als Ascites bemerkbar.

Hinzu kommt noch, daß es eine hervorragende Möglichkeit ist, sich eine chronische Pankreatitis zuzulegen, wenn man permanent einen über den Durst trinkt. Das fördert natürlich die ***Leberzirrhose***

🕮 **siehe Antwort Ⓓ.**

40) Welche Aussage/n ist/sind richtig?

Ursachen einer Lebervergrößerung können sein:

a) Herzinsuffizienz
b) Brucellose
c) Hepatitis
d) Alkoholismus
e) Überernährung/Fettsucht
f) Malaria

A) Alle Aussagen sind richtig.
B) Nur Aussagen c und d sind richtig.
C) Nur Aussagen b, c und f sind richtig.
D) Nur Aussagen a, c, d und e sind richtig.
E) Nur Aussagen a, d und e sind richtig.

Antwort:

☒ Lösung A.

Eine Frage für Multiple-Choice-Profis: in der Medizin ***können*** *in der Regel viele Dinge sein.*

Eine **LEBERVERGRÖSSERUNG** ist ein sehr unspezifisches Zeichen.

Die normale Leber ist bei Inspiration bis **2 Querfinger unter dem Rippenbogen tastbar**, aber es gibt hier sehr viele Normvarianten. *Wenn man es genau nimmt, kann man von einer tastbaren Lebervergrößerung nur dann sprechen, wenn Sie vorher gewußt haben, wie groß die Leber Ihres Patienten in gesunden Zustand war. Hier hilft das* ***Sono*** *weiter.*

Aber gehen wir einfach davon aus, daß eine tastbare Lebervergrößerung vorliegt.

Man kann bei der Untersuchung den Befund noch dahingehend eingrenzen, daß man feststellt, ob sich beim Tasten ein **LEBERKAPSEL-DRUCKSCHMERZ** auslösen läßt:

- wenn der Leberkapselschmerz deutlich ist, handelt es sich meist um eine echte Lebervergrößerung.

Mögliche **URSACHEN DER HEPATOMEGALIE**:

❶ **POSTHEPATISCHE URSACHEN:**

ⓐ Bei einer chronischen **VENÖSEN STAUUNG** der Lebergefäße führt die dauernde Blutüberfüllung zu einer Vergrößerung des Organs. Eine chronische Abflußstauung der Lebervenen kann z. B.

- durch eine **RECHTSHERZINSUFFIZIENZ** hervorgerufen werden (***gelbe Zyanose***)

siehe Amtsarztfragen HERZ/KREISLAUF KLINIK

- oder durch eine **Perikarditis constriktiva**.

❷ **INTRAHEPATISCHE URSACHEN**:

○ An erster Stelle wäre hier die **FETTLEBER** zu nennen.

siehe Frage # 8

Die **FETTLEBER** stellt pathophysiologisch eine **Einlagerung von Fetten** in die Leberzellen dar und ist ein Zeichen für eine **Überlastung** der Leber. Die Fettleber ist **reversibel**, wenn man die zugrundeliegende Schädigung zum Verschwinden bringt.

ⓔ Eine **FETTLEBER** kann entstehen bei **Adipositas** und **Überernährung**. Da die Leber die zugeführten Nährstoffe kontrollieren und bei Bedarf in Speicherformen umwandeln muß, kann die Leber durchaus alimentär (*durch die Ernährung*) überbelastet werden.

Hier hilft Heilfasten.

ⓓ ○ Aber auch bei **VERGIFTUNGEN** ist die Leber gefordert. In erster Linie muß hier das Gift eliminiert werden und alle anderen Aufgaben werden zunächst hintan gestellt. Nicht nur der Verzehr von **Knollenblätterpilzen**, sondern auch die **regelmäßige** Flasche Wein (*so ein Abend ist lang*) zählt zu den Vergiftungen.

○ Was in der Frage nicht erwähnt wurde, was Sie aber hoffentlich trotzdem wissen, ist, daß auch beim Diabetes die Leber kräftig gefordert ist.

Beim **DIABETES MELLITUS** läuft die Gluconeogenese auf Hochtouren, der anfallende Ammoniak muß in Harnstoff umgebaut werden und aus den Fetten müssen Ketonkörper hergestellt werden. Auch der Diabetes führt, als Zeichen der Überbelastung der Leber, zu einer **Fettleber**.

ⓒ ○ Bei einer **HEPATITIS** ist die Leber in das immunologische Geschehen mit verwickelt und kann sich deshalb auch weniger um ihre Aufgaben aus dem Intermediärstoffwechsel kümmern.

Jede Hepatitis zeigt eine leichte **FETTEINLAGERUNG** in der Leber, die meistens schnell reversibel ist.

Eine Ausnahme bildet hier die **chronisch persistierende**, bzw., die **chronisch aggressive** Hepatitis, die

- über die Fettleber auch
- zu einer **Leberzirrhose** und
- ➡ zum **LEBERKARZINOM** führen kann.

☞ ○ Eine **Leberzirrhose KANN**, muß aber nicht zu einer Lebervergrößerung führen. Erinnern Sie sich an die **Frage # 12**? *Die Leberzirrhose ist lediglich ein bindegewebiger Umbau des Leberparenchyms; sie kann mit einer vergrößerten, einer verkleinerten oder einer normal großen Leber einher gehen.*

Weitere intrahepatische Ursachen der Lebervergrößerung können sein:

○ **Leukosen** und der **M. Hodgkin** (*sie führen zu einer Infiltration der Portalfelder*),

○ der **Echinokokkus** oder

○ natürlich auch **Tumore;** *gutartig (Adenome) oder bösartig(Karzinome).*

❸ **POSTHEPATISCHE URSACHEN** können sein:

○ **CHOLESTASE** (*Gallenabflußstörungen*), meist verursacht durch einen

- **Stein** oder einen
- **Tumor** (*Pankreaskopfkarzinom oder einen Tumor an der Papilla Vateri*).

Die Cholestase führt zu einer **Erhöhung des direkten Bilirubins** im Blut (Ikterus), und, bei längerem Bestehen, zu einer **biliären Zirrhose**.

❹ Auch bei **INFEKTIONSKRANKHEITEN** kann die Leber beteiligt sein. Die Leber hat auch etwas mit der Koordination der Abwehr zu tun, so daß bei „schwierigen" Infektionen oft eine schmerzhafte Lebervergrößerung vorliegt.

○ Eine Erkrankung, die vornehmlich bei Jugendlichen auftritt und durch Halsweh, Lymphknotenschwellungen und Hepatomegalie gekennzeichnet ist, kennen Sie sicher. *(Nein ?! die* **INFEKTIÖSE MONONUKLEOSE**, *das Pfeiffer'sche Drüsenfieber!)*

ⓑ ○ Die akute **BRUCELLOSE** tritt in den Formen **Maltafieber**, **Schweinebrucellose** und **M. Bang** auf. Sie ist gekennzeichnet durch

- ○ hohes **Fieber** und
- ○ diverse **Schmerzen**. Die Patienten weisen eine
- ○ **LEBERVERGRÖSSERUNG** und
- ○ **Lymphknotenschwellung** auf, sowie einen
- ○ Ausschlag.

Der Erreger ist ein gramnegatives Stäbchen und kann außer durch Tierkontakt auch durch rohe Milch übertragen werden. Der Körper wird mit diesen Erregern schlecht fertig, so daß die Erkrankung chronifizieren kann, bzw. es kommt oft zu Rezidiven.

ⓕ ❍ Auch die **MALARIA** kann mit einer **LEBERVERGRÖSSERUNG** einhergehen, denn bei der Bekämpfung der Plasmodien ist das Monozyten-Makrophagen-System mit beteiligt (*hierzu gehören auch die Kupffer'schen Sternzellen*).

Die Erreger der Malaria sind Einzeller:

- Plasmodium falciparum (*Malaria tropica*),
- Plasmodium vivax und Pl. ovale (*Malaria tertiana*) und
- Plasmodium malariae (*Malaria quartana*).

Klinische Kennzeichen der Infektion sind rezidivierende Fieberschübe;

die Diagnose wird gestellt aus dem „*Dicken Tropfen*".

siehe Amtsarztfragen INFEKTIONSKRANKHEITEN

(3) [illegible]
Tropica [illegible] entwickelt sich [illegible] mit Beteiligung [illegible]
[illegible])
Die Erreger der Malaria sind [illegible]

- Plasmodium [illegible]
- Plasmodium [illegible]
- Plasmodium [illegible]

Kardiale [illegible]

zu 4) [illegible]

[illegible]

41) Welche Aussage ist falsch?

Typische Komplikationen des Magengeschwürs sind ...

A) atrophische Vernarbungen der Magenwand
B) Karzinomentwicklung
C) Perforation
D) Sodbrennen
E) Blutung.

Antwort:

☒ Lösung D.

Das **MAGENULCUS** ist ein Schleimhautdefekt, der **mindestens bis in die Submukosa** reicht.

Ⓐ Solche Defekte heilen **immer narbig** ab. Da eine Narbe immer nur ein Ersatzgewebe ist, werden hier keine Verdauungsäfte mehr produziert
☞ es handelt sich um eine **Atrophie**.

Da nun jedes Ulcus seine Narbe entstehen läßt, und Ulcera ihre bevorzugten, immer gleichen Lokalisationen innerhalb des Magens haben, können Sie sich vorstellen, daß es auch zur Ausbildung von **Narbenringen** (*z. B. um den Pylorus*) kommen kann.
Diese **MAGENAUSGANGSSTENOSE** macht sich in

- „Verdauungsbeschwerden",
- Völlegefühl und
- Erbrechen bemerkbar.

Ⓑ Aus der Magenulcuskrankheit kann sich, im Laufe der Zeit, ein **KARZINOM** entwickeln. *Deshalb sollte jedes Magenulcus in regelmäßigen Abständen **gastroskopisch** untersucht werden*!

Ⓒ Wenn das Ulcus nicht nur bis in die Submucosa, sondern tiefer reicht, kann durchaus eine **PERFORATION** in die freie Bauchhöhle resultieren. Es kommt zum **AKUTEN ABDOMEN**.
Im Gegensatz zur Perforation bezeichnet man einen Einbruch des Ulcus in Nachbarorgane als **PENETRATION**

🕮 **siehe Frage # 16**

Ⓔ Die **BLUTUNG** ist die häufigste Komplikation eines Ulcus. Bedenken Sie bitte, daß eine Blutung im Magen-Darm-Trakt **nicht schmerzhaft** sein muß - das Innervationsmuster des Intestinaltrakts ist anders als das der Haut! Es kann hier ohne weiters zu einem Blutverlust von einem halben Liter kommen, ohne daß der Patient großartige Beschwerden hat!

Ⓓ **SODBRENNEN** hat mit einem Magenulcus eigentlich nichts zu tun. Sodbrennen entsteht dann, wenn der **KARDIASPHINCTER** insuffizient geworden ist

🕮 **siehe Amtsarztfragen VERDAUUNGSORGANE VORKLINIK**

Der **Kardiasphincter** kann **insuffizient** werden ab dem 50. Lebensjahr, in der Schwangerschaft, bei Adipositas und/oder bei falscher Ernährung (*Nikotin, Kaffee, fettreiche Kost*).

🕮 **siehe Frage # 9**

42) Nennen Sie 5 Leberhautzeichen!

Antwort:

☒ ❶ Spider naevi,
❷ Teleangiektasien,
❸ Striae,
❹ Palmar- und
❺ Plantarerythem.

LEBERHAUTZEICHEN geben **Hinweis** auf das Vorliegen einer Leberkrankheit, z. B. von **Leberzirrhose**. *Sie sind keineswegs ein sicheres Zeichen, deshalb muß man „Punkte sammeln", wenn man den Verdacht auf eine chronische Leberschädigung erheben will.*

Hinweise auf Leberschädigung können sein:

❷
- **Teleangiektasien**, die „geplatzten Äderchen" des Volksmunds. Es handelt sich natürlich nicht wirklich um geplatzte Äderchen; die kleinen Gefäße sind nur deutlich erweitert.
- **Schwellung der Gl. parotis**
- **Mundwinkelrhagaden**
- **Lackzunge**
- **Akne**
- **Ikterus** (*oft leicht und nur an den Skleren sichtbar*)
- **Xanthelasmen** (*Ablagerung von Fetten in Form von gelblichen Papeln, meist im inneren Augenwinkel*)

❶
- **Spider naevi** (*spinnenförmige Gefäßzeichnungen an Hals und Dekollté*)
- **Gynäkomastie** und die sog. **Bauchglatze**. Bei schwereren Leberfunktionsstörungen kann das Hormon Östrogen nicht mehr eliminiert werden. Es kommt beim Mann zum Wachstum der Brustdrüsen und zum Ausfall der typisch männlichen Schambehaarung (*die gesunde Schambehaarung reicht beim Mann bis zum Nabel (rautenförmig), bei der Frau endet die Schambehaarung waagerecht*). Das Ausfallen des „oberen Teils der Raute" nennt man Bauchglatze.

❹ ❺
- **Palmar- und Plantarerythem**. Es handelt sich um eine rosa-rote Verfärbung der seitlichen Anteile der Hand- und Fußfläche.

❸
- **Striae**
- **Weiße Nägel** (*Zeichen des Eiweißmangels*),
- **Uhrglasnägel**, sowie
- eine **Hodenatrophie**.

*Wie gesagt, alle diese Zeichen sind nur ein **Hinweis** auf eine mögliche chronische Lebererkrankung. Sie treten auch bei anderen Erkrankungen auf, oder z. T. sind solche Zeichen auch angeboren (ohne daß ein Leberschaden vorliegt) also bei der Diagnose nichts überstürzen, ohne **Laborwerte** ist die Diagnose „Leberschaden" nicht möglich.*

43) Welche Aussage/n ist/sind richtig?

Ursachen für einen mechanischen Darmverschluß können sein:

a) Herzinfarkt
b) Nierensteine
c) Gallensteine
d) Briden
e) akute Pankreatitis

A) Alle Aussagen sind richtig.
B) Nur Aussagen c und d sind richtig.
C) Nur Aussagen a, d und e sind richtig.
D) Nur Aussagen b, c und e sind richtig.
E) Nur Aussage e ist richtig.

Antwort:

☒ Lösung B.

Ein **MECHANISCHER ILEUS** entsteht durch ein **PASSAGEHINDERNIS**, das durch die Darmperistaltik nicht beseitigt werden kann.

siehe Frage # 18

Der Patient hat

- starke **Bauchschmerzen**,
- ein **aufgetriebenes Abdomen** und man kann
- **KLINGENDE DARMGERÄUSCHE** auskultieren.
  Die Darmgeräusche entstehen durch die **forcierte Peristaltik**, die den Darminhalt gegen das Passagehindernis wirft.

Ein mechanischer Ileus geht nach einiger Zeit in den **paralytischen Ileus** über, der sich durch das **akute Abdomen** bemerkbar macht und der **lebensbedrohlich** ist.

ⓓ Ursachen eines mechanischen Ileus sind meistens **VERWACHSUNGEN** nach Operationen, die **BRIDEN**. Man sagt, es kann bis 5 Jahre nach einer Operation noch zu einer Ileussymptomatik kommen (*auch wenn die Operation ganz normal verlaufen ist*).

ⓒ Auch ein perforierter **GALLENSTEIN** kann zu einem Darmverschluß führen.
Bei einer chronischen Steingallenblase können Steine ins Duodenum perforieren und sich an der engsten Stelle des Magen-Darm-Trakts, im terminalen Ileum, festsetzen.

ⓐ Ein **HERZINFARKT** kann zu einem **PARALYTISCHEN ILEUS** führen. Beim Herzinfarkt werden periphere Gefäße minderdurchblutet, so daß es zu einer akuten Funktionsstörung des Darms, zum Ileus, kommen kann. Ein Herzinfarkt kann zusätzlich durch eine Begleitperitonitis ein akutes Abdomen verursachen.

*Nicht verwechseln: ein **akutes Abdomen** ist ein schlimmes Bauchweh aus tausenderlei Ursachen; ein **Ileus** ist eine Störung der Darmperistaltik, die irgendwann in ein akutes Abdomen mündet.*

ⓑ **NIERENSTEINE** verursachen einen reflektorisch-**PARALYTISCHEN ILEUS**.

📖 Schauen Sie sich doch noch einmal den Verlauf des Ureteren im Anatomieatlas an: sie überkreuzen die **Vasa iliaca communis** und liegen hier direkt unter den hinteren peritonealen Überzug. Alle Entzündungen und Schädigungen, die sich hier abspielen, führen zu einer heftigen Begleitreaktion des Peritoneums und einem **reflektorischen Darmstillstand**.

ⓔ Auch die **AKUTE PANKREATITIS** verursacht einen reflektorisch-**PARALYTISCHEN ILEUS**. Entzündungen des Pankreas ziehen ebenfalls das Peritoneum in Mitleidenschaft und stellen den Darm ruhig.

Nochmal:

● Ursachen eines **MECHANISCHEN ILEUS** können sein:

- Gallensteine,
- Fremdkörper,
- Würmer,
- Polypen,
- Karzinome,
- Briden,
- Hernien oder eine
- Invagination.

○ Ursachen eines **PARALYTISCHEN ILEUS** können alles andere sein:

- Durchblutungsstörungen des Darms,
- metabolische Krisen
    - *Urämie,*
    - *Acidosen,*
    - *Alkalosen,*
    - *Leberkoma,*
- reflektorischer Darmstillstand nach Ureterkolik,
- Gallenkolik,
- Pankreatitis,
- stielgedrehter Ovarialtumor oder
- Bauchtrauma,

sowie bei Meningitis, Pleuritis oder heftiger Lungenentzündung.

44) Welche Formen des Ikterus kennen Sie?

Antwort:

☒ prähepatischer, intrahepatischer und posthepatischer Ikterus.

Ein **IKTERUS** ist eine **HYPERBILIRUBINÄMIE** mit einer Erhöhung des Bilirubins auf **über 2,5 mg%**
siehe Frage # 22

Die einzige Schwierigkeit, die Sie begreifen müssen ist die, daß die Diagnose Ikterus, bzw. genauer Hyperbilirubinämie eine **LABORDIAGNOSE** ist.
☞ *Wie der Patient aussieht (ob er gelb ist), welche Grundkrankheit er hat, ist zunächst nebensächlich.*

Alles andere kann man sich ableiten:

Man unterscheidet pathophysiologisch 3 Entstehungsmöglichkeiten des Ikterus:

❶ Der **PRÄHEPATISCHE IKTERUS**.

Hier liegt die Ursache des erhöhten Blut-Bilirubins **VOR** der Leber; wobei „vor" immer in Richtung des Blutstroms, bzw. des Verarbeitungszyklus zu sehen ist.
„Vor" der Leber liegt die Milz; d. h. bei einem vermehrten **Abbau der Erythrozyten**, z. B. bei angeborenen **hämolytischen Anämien** (*Thalassämie, Sichelzellenanämie, Kugelzellenanämie etc.*) liegt ein prähepatischer Ikterus vor.

Der gleiche Mechanismus kommt zum Tragen, wenn die Blutzellen innerhalb des Gefäß-systems zerstört werden:

- **GASBRAND** und
- **MALARIA** sind hier wissenswerte Beispiele.

Das Bilirubin, das die Leber noch nicht gesehen hat, das quasi noch jungfräulich ist, ist das **unkonjugierte** oder **indirekte Bilirubin**.
Das **INDIREKTE BILIRUBIN** führt bei Ablagerungen in der Haut **NICHT** zu einem Juckreiz.

❷ Der **HEPATISCHE IKTERUS**.

Hier liegt die Störung im **LEBERPARENCHYM** selbst. Es kommt hier zu **Konjugationsstörungen**.
*Ein Beispiel wäre die **HEPATITIS**.*

❸ Der **POSTHEPATISCHE IKTERUS**.

Dem posthepatischen Ikterus liegt eine Störung des Gallenabflusses zugrunde (***CHOLESTASE***). Hier kann Ihnen der Labormediziner eine Erhöhung des direkten, des **konjugierten Bilirubins** melden.

Klinisch können Sie eine Erhöhung des direkten Bilirubins dann in Betracht ziehen,

➠ wenn Ihr Patient **STARKEN JUCKREIZ** aufweist.

45) Welche Aussage/n ist/sind richtig?

Beim Verschlußikterus ...

a) ist vornehmlich das direkte Bilirubin im Blut erhöht
b) fehlt im Urin Urobilinogen
c) ist vornehmlich das indirekte Bilirubin im Blut erhöht
d) ist die alkalische Phosphatase erhöht
e) erfolgt eine drastische Erhöhung der Transaminasen

A) Alle Aussagen sind richtig.
B) Nur Aussagen a und c sind richtig,
C) Nur Aussagen a, b und d sind richtig.
D) Nur Aussagen a, b, d und e sind richtig.
E) Nur Aussagen b und e sind richtig.

Antwort:

☒ Lösung C.

Immer diese Laborbefunde!

Aber es ist alles halb so wild, wenn man die Sache locker angeht.

Also:

- es handelt sich um eine **CHOLESTASE,** um eine **Gallenabflußstörung**.
- ⓐ D. h. alles Bilirubin hat bereits die Leberzelle passiert und ist **KONJUGIERT**

ERGO : es handelt sich um ein **ERHÖHUNG DES DIREKTEN BILIRUBINS.**

ⓒ Eine Erhöhung des **indirekten Bilirubins** ist Hinweis auf eine **Hämolyse**.

ⓑ Beim Verschlußikterus kommt es zu einem stark verminderten Abfluß der Gallenflüssigkeit in den Darm - also können die dort ansässigen Darmbakterien auch **KEIN UROBILINOGEN** fabrizieren.
📖 **siehe Amtsarztfragen VERDAUUNGSORGANE VORKLINIK**

💡 Urobilinogen färbt normalerweise den Stuhl braun und den Urin gelb; da beides beim Verschlußikterus nicht verfügbar ist, resultiert ein **HELLER STUHL** und ein **HELLER URIN**.

ⓓ **ALKALISCHE PHOSPHATASEN** (*AP*) kommen in vielen Geweben des Körpers vor. Die höchsten Aktivitäten werden im

- **Knochen**, in der
- **Niere**, in den
- **GALLENWEGEN** und in der
- **LEBER** gefunden.

- Die Urin-AP stammt demzufolge aus der Niere,
- die AP im Serum entweder aus dem „Großraum Leber" oder aus dem Knochen.

Die Normwerte schwanken zwischen 60 und 170 U/l im Serum.

ⓔ Eine drastische **ERHÖHUNG DER TRANSAMINASEN** findet man beim **AKUTEN LEBERZERFALL**. ☞ *Hier werden Werte bis 1000 U/l erreicht.*

Normwerte der Transaminasen:

- GOT bis 18 U/l bei Männern, bis 15 U/l bei Frauen,
- GPT bis 22 U/l bei Männern, bis 17 U/l bei Frauen.

46) Welche Aussage/n zum paralytischen Ileus ist/sind richtig?

a) Es treten Darmkrämpfe auf.
b) Man hört die Darmgeräusche abgeschwächt oder nicht.
c) Es kann zum Koterbrechen kommen.
d) Es tritt eine vermehrte Darmperistaltik auf.
e) Es entsteht Meteorismus im Dünn- und Dickdarm.

A) Alle Aussagen sind richtig.
B) Nur Aussagen d und e sind richtig.
C) Nur Aussagen a, b, d und e sind richtig.
D) Nur Aussagen b, c und e sind richtig.
E) Nur Aussagen a, b, c und d sind richtig.

Antwort:

☒ Lösung D.

Diesmal ist's der paralytische Ileus, der gefragt wird.

Der **PARALYTISCHE ILEUS** ist eine **DARMATONIE**, die die verschiedensten Ursachen haben kann.

☞ *Beim Ileus vor Ort eine Ursachenforschung zu betreiben ist sinnlos und müßig, wichtig ist, daß Sie so einen Zustand erkennen und sofort einen **KLINIKTRANSPORT** veranlassen.*

ⓐ Bei einer Darmatonie können natürlich **keine** Krämpfe auftreten; die Krämpfe gehören zum **mechanischen Ileus**

📖 **siehe Frage # 18**

ⓓ Genauso kann die **vermehrte Darmperistaltik** nur zum **mechanischen Ileus** gehören; der Darm beim paralytischen Ileus weist keine Peristaltik mehr auf.

ⓑ Dagegen passen die **verringerten Darmgeräusche** schon besser ins Bild: im Vollbild gibt der Darm überhaupt kein Geräusch mehr von sich.

*Man spricht von der auskultatorischen **TOTENSTILLE** des Abdomens.*

ⓒ **KOTERBRECHEN** kann sowohl beim mechanischen als auch beim paralytischen Ileus auftreten; es ist so eine Art letzter Selbstreinigung des Darms.

ⓔ Der **METEORISMUS**, die Gasfüllung im Darm, entsteht durch gasförmig Stoffwechselprodukte der Darmbakterien. Überall dort, wo Darminhalt nicht durchmischt und weitertransportiert wird, vermehren sich kräftig die Bakterien und produzieren u. a. Gase. Der Meteorismus bildet sich also immer in Darmabschnitten **vor der Stenose**.

*Die Gasfüllung ist auf dem **Röntgenbild** sichtbar.*
*Da die Bakterien auch noch andere, z. T. toxische Stoffwechselprodukte im Darmlumen produzieren, versucht der Körper, diese Toxin (Exotoxine), die auch Darmwandschäden verursachen, durch **Einstrom von Wasser** herunterzuverdünnen. Dadurch entsteht in der Darmschlinge eine Wasserfüllung unten (der Schwerkraft folgend) und oben drauf die Gasblase.*
Man sieht das im Röntgenbild recht deutlich; die Gasblasen wirken wie eine durchsichtige Halbkugel auf dem röntgendichten Wasser
➡ *die **SPIEGELBILDUNG**.*

47) Welche Aussage/n ist/sind richtig?

Ursachen für eine Pankreatitis können sein:

a) Pankreaskopfkarzinom
b) Alkoholabusus
c) Gallenblasenerkrankungen
d) Diabetes mellitus
e) Nikotinabusus

A) Alle Aussagen sind richtig.
B) Nur Aussagen a und b sind richtig.
C) Nur Aussagen a, b, c und d sind richtig.
D) Nur Aussagen b und c sind richtig.
E) Nur Aussagen b, d und e sind richtig.

Antwort:

☒ Lösung B.

Eine **PANKREATITIS** ist in der Regel eine **ABAKTERIELLE ENTZÜNDUNG** und entsteht durch eine **ABFLUSS-STÖRUNG** des Pankreassekrets

siehe Frage # 11

Wenn Sie das wissen, brauchen Sie sich nur noch überlegen, was alles eine Abflußstörung hervorrufen kann:

ⓐ das **PANKREASKOPFKARZINOM**. Dieses Karzinom kann nicht nur den Dct. choledochus, sondern selbstverständlich auch den Dct. pankreaticus stenosieren.

ⓑ **ALKOHOL**, in genügender Menge zugeführt, verursacht allgemein **Spasmen der glatten Muskulatur**. *Sowohl an der Papilla Vateri als auch z. B. an der Muskulatur der ableitenden Harnwege.*

ⓔ **NIKOTIN** verursacht im Magen-Darm-Trakt eher **Durchfall**; *die anderen Nebenwirkungen hinsichtlich der Arterienwandveränderungen und geteerten Bronchien darf ich als bekannt voraussetzen.*

ⓒ Die **GALLENBLASE** hat mit einem Verschluß des Dct. pankreaticus nichts zu tun - höchsten passiv: falls ein Pankreaskopfkarzinom o. ä. vorliegt und die Gallenflüssigkeit auch nicht mehr abfließen kann, kann eine schmerzlos gestaute, tastbare Gallenblase vorliegen (*das* ***Courvoisier'sche Zeichen***). Gallenblasenveränderungen führen jedoch nicht zu einer Pankreatitis.

ⓓ Beim **DIABETES** ist's ähnlich: eine akut-rezidivierende Pankreatitis nagt irgendwann auch einmal an den Langerhans'schen Inselzellen und kann einen Diabetes mellitus verursachen; ein Diabetes verursacht aber keine Pankreatitis.

48) Welche Aussage/n zur Appendicitis ist/sind richtig?

a) Eine rektale Untersuchung ist kontraindiziert.
b) Blutkörperchensenkungsreaktion von Anfang an erhöht.
c) Schmerzen beginnen im mittleren Oberbauch.
d) Es tritt Schüttelfrost auf.
e) Akuter Beginn mit Erbrechen und kolikartigen Bauchschmerzen.

A) Alle Aussagen sind richtig.
B) Nur Aussagen b und c sind richtig.
C) Nur Aussagen b, c und d sind richtig.
D) Nur Aussagen a, d und e sind richtig.
E) Nur Aussagen c und e sind richtig.

Antwort:

☒ Lösung E.

Appendicitis ist auch so ein Thema, das gerne gefragt wird. Wohl dem, der schon mal eine Appendicitis gesehen hat!

Die **APPENDICITIS** ist die häufigste Baucherkrankung; meisten sind Kinder betroffen.

KLINIK:

ⓔ Die Krankheit beginnt **PLÖTZLICH**, aus vollem Wohlbefinden heraus mit

- **Übelkeit** und
- **Erbrechen**.

ⓒ Der **Schmerz** wird in den ersten Stunden um den **NABEL** oder sogar ins **EPIGASTRIUM** projeziert; erst nach einiger Zeit tritt der „lehrbuchmäßige" Schmerz im rechten Unterbauch auf.

ⓓ Die **TEMPERATUR** steigt bei Kindern bis 39 °C (*also nicht besonders hoch*), bei Erwachsenen kann auch nur 37,5 °C resultieren.

ⓑ Leider ist die **BKS** anfangs noch **normal**; lediglich die **Leukozyten** sind erhöht. Deshalb kann man sich bei der akuten Appendicitis nicht auf die Laborwerte verlassen, sondern muß selbst „Hand anlegen":

Der Patient weist einen

- **DRUCKSCHMERZ** am **Lanz'schen** und **McBurney-Punkt** auf,
- der **LOSLASS-SCHMERZ** ist auszulösen und eventuell auch
- der **KONTRALATERALE LOSLASS-SCHMERZ**, das **Blumberg-Zeichen**.
- Das Anheben des rechten Beines ist schmerzhaft (**Psoaszeichen**),
- und es tritt ein Schmerz auf, wenn man den **Dickdarm** retrograd ausstreicht (**Rovsing-Zeichen**).

ⓐ Die **REKTALE UNTERSUCHUNG** ist bei Verdacht auf Appendicitis ein **MUSS**:

- der Patient klagt über **Schmerzen** im Douglas-Raum, die rechtsbetont sind.

siehe Frage # 25

49) Welche Aussage/n ist/sind richtig?

Das Rektum-Ca ...

a) ist zu 85% tastbar.
b) ist gekennzeichnet durch einen Wechsel zwischen Obstipation und Diarrhoe.
c) metastasiert schnell in die Knochen.
d) kann zu Bleistiftstühlen führen.
e) kann zu rektalen Blutungen führen.

A) Alle Aussagen sind richtig.
B) Nur Aussagen b, d und e sind richtig.
C) Nur Aussagen a und e sind richtig.
D) Nur Aussagen a, b und c sind richtig.
E) Nur Aussagen c und d sind richtig.

Antwort:

☒ Lösung B.

Das **REKTUMKARZINOM** entsteht meist aus einer **polypösen Vorstufe**.

*Statistiken belegen, daß **Vegetarier** wesentlich weniger an einem Rektum-Karzinom erkranken als Personen, die sich vornehmlich fettreich und ballaststoffarm ernähren.*

ⓐ Leider ist das Rektum-Karzinom in den meisten Fällen **nicht** tastbar.

ⓑ Das Rektum-Karzinom macht sich durch eine **Veränderung der Stuhlgewohnheiten** bemerkbar.

Klassisch ist der **Wechsel zwischen Verstopfung und Durchfall**:

- die Verstopfung entsteht, weil das Karzinom ein **Passagehinderniss** darstellt und die Kotmassen sich stauen.
- Nach einigen Tagen haben jedoch die Bakterien den Kot soweit zersetzt, daß er dünnflüssig wird, und jetzt setzt ein „imperativer Stuhldrang“ ein

➡ die Diarrhoe.

ⓓ Bevor die Stenose so eng wird, daß kein normal geformter Stuhl mehr passieren kann, wird die Kotsäule immer dünner

➡ es resultiert der sog. **BLEISTIFTSTUHL**.

☞ Die Dicke des „Bleistifts“ gibt Auskunft über das Ausmaß der Stenose.

ⓔ Häufig macht sich das Rektum-Karzinom durch **REKTALE BLUTUNGEN** bemerkbar, die auf den ersten Blick durchaus mit Hämorrhoidenblutungen verwechselt werden können. Hämorrhoidenblutungen treten jedoch intermittierend und in Zusammenhang mit Stuhlgang auf; die Blutungen beim Rektumkarzinom sind eher **kontinuierlich** in Verbindung mit **Schleimabgängen**.

ⓒ Das Rektumkarzinom metastasiert vorwiegend

- in die regionalen Lymphknoten,
- in die **Leber** und
- in die Lunge.

50) Welche Aussage/n ist/sind richtig?

Der M. Crohn ...

a) ist gekennzeichnet durch Stenosen und Fistelbildungen.
b) entartet oft.
c) kann Blut im Stuhl aufweisen.
d) hat stets eine normale Blutkörperchensenkungsreaktion.
e) kann bezüglich der Symptomatik Ähnlichkeiten mit einer akuter Appendicitis aufweisen.

A) Alle Aussagen sind richtig.
B) Nur Aussagen a, b und c sind richtig.
C) Nur Aussagen a, b, c und d sind richtig.
D) Nur Aussagen a, c und e sind richtig.
E) Nur Aussagen b, c und d sind richtig.

Antwort:

☒ Lösung D.

Der **M. CROHN** gehört zu den **chronisch entzündlichen Darmerkrankungen**. Die Erkrankung kann den gesamten Gastrointestinaltrakt befallen. Die bevorzugte Lokalisation ist das **TERMINALE ILEUM**, deshalb heißt die Erkrankung auch

- **ILEITIS TERMINALIS**.

ⓔ Da sich das terminale Ileum in der Nähe des Appendix befindet, kann man oft eine Entzündung des terminalen Ileum und eine Appendicitis klinisch **nicht** auseinanderhalten. *Der Chirurg bemerkt je nach dem erst intraoperativ den Irrtum.*

ⓐ Der Verlauf ist **wechselnd**, in **Schüben** und führt zu **STENOSE** der jeweiligen, betroffenen Darmabschnitte.

Pathophysiologisch handelt es sich um eine **transmurale Entzündung**, also eine Entzündung, die alle Wandschichten ergreift.

Dadurch kann es, außer zu ausgedehnten **NARBEN**, die für die **Stenosen** verantwortlich sind, zu **FISTELN** kommen, das sind eine Art Verbindungsgänge entweder

- von einer Darmschlinge zur anderen (*Dick- und Dünndarm bunt gemischt*), oder
- von einer Darmschlinge zur Außenhaut,
  - zur Blase,
  - zu den Ureteren, oder,
  - bei Frauen zur Vagina.

Bei der **floriden Entzündung** bilden die unzähligen, tiefen Ulcera eine Art Muster auf der entzündeten und geschwollenen Darmschleimhaut: man spricht vom

- **PFLASTERSTEINRELIEF**.

Während der floriden Entzündung **bluten** natürlich die Ulcera;
ⓒ der **Hämocculttest** ist dann positiv.

Normalerweise sind die Blutungen nicht so stark, daß es zu sichtbaren Blutbeimengungen zum Stuhl kommt; der **Blutstuhl** ist eher hinweisend auf **Colitis ulcerosa**.

Für den M. Crohn ist eher ein **DURCHFALL** typisch.

ⓓ Weiterhin ist im Schub, der ja eine **Entzündung** darstellt, die **BKS** deutlich **erhöht**.

Wenn man den Patienten allerdings im Intervall untersucht, fallen die Blut- und die Stuhluntersuchungsbefunde völlig **normal** aus.

ⓑ Wenn die Krankheit auch sonst so schön ist (*der M. Crohn ist nicht heilbar*), so sparen sich die Patienten dennoch das Risiko der **ENTARTUNG**: im Gegensatz zur Colitis ulcerosa entartet der M. Crohn **NICHT**.

Dafür weist der M. Crohn jede Menge **EXTRAINTESTINALE MANIFESTATIONEN** auf:

- Pankreatitis,
- Hauterkrankungen,
- Gelenkserkrankungen,
- Leberschäden und
- eine Amyloidose.

51) Nennen Sie 3 Ursachen für eine Fettleber!

Antwort:

☒ ❶ Alkoholismus,
☒ ❷ Diabetes mellitus,
☒ ❸ Adipositas.

Die Fettleber erfreut sich anscheinend größer Beliebtheit.

Eine **FETTLEBER** ist Zeichen der **ÜBERBEANSPRUCHUNG** der Leber.
Da die **Leber** das **Organ des Intermediärstoffwechsels** ist und damit auch für die Konzentration der Blutfette verantwortlich ist, macht sich eine **Aufgabenumstrukturierung** bei der Leber relativ schnell durch eine Fettleber bemerkbar.

Um **Fette** auf- oder umbauen zu können, müssen sie biochemisch erst einmal **aktiviert** werden.

Für Nicht-biochemiker heißt das:

- man muß erst einmal Energie reinstecken,
- bevor man durch Umbau oder Spaltung der Fette Energie rausholen kann.

☞ Alle Zellen können verfetten, wenn sie nicht mehr genügend **Energie** zur Verfügung haben (*Durchblutungsstörungen, Anämien, allgemeiner Sauerstoffmangel, Malabsorptionssyndrom etc.*).

Da die Leberzellen einen **besonders ausgeprägten Energiestoffwechsel** haben, spielt es hier natürlich noch eine Rolle, für welche Aufgaben die Energie verwendet wird, welche Aufgaben die Leber als vordringlich ansieht.

➠ Ergo: *Leberzellen verfetten einfach schneller als andere Körperzellen, es handelt sich aber um den gleichen Mechanismus.*

LEBERSCHÄDIGUNGEN können entstehen durch

- **DURCHBLUTUNGSSTÖRUNGEN**, wie z. B. die Stauungsleber.

- **LEBERPARENCHYMSCHÄDIGUNG**, wie z. B. **Vergiftungen** im weitesten Sinne. Hierzu zählen
  - der Alkoholabusus,
  - Medikamente oder auch
  - richtige Toxine (*der Knollenblätterpilz*).
  - Weitere Leberparenchymschäden können durch **Infektionskrankheiten** hervorgerufen werden:
    - die **Hepatitis** ist hier an erster Stelle zu nennen.

- Eine **FUNKTIONELLE ÜBERBELASTUNG** der Leber ist durch Störungen im normalen **Stoffwechselgeschehen** gegeben: wenn Sie sich vorstellen, daß die Körperzellen sich alle bei der Leber beschweren, daß sie zuwenig Glucose als schnellen Energielieferant zu Verfügung haben, dann können sie sich denken, daß die verantwortungsbewußte Leber alles liegen und stehen läßt und sich nur auf die Glucoseproduktion stürzt. Eine solche Stoffwechsellage liegt beim **DIABETES MELLITUS** vor, aber auch bei einer ernstgemeinten (*aber übertriebenen*) **Fastenkur**.

- Eine weitere Möglichkeit, die Leber zu überlasten, ist die **CHOLESTASE**.

☞ Erinnern Sie sich noch an den Aufbau der Leberläppchen?

🕮 **siehe Amtsarztfragen VERDAUUNGSORGANE VORKLINIK**

💡 Die **Gallenflüssigkeit** fließt im Anfang einfach **zwischen** den Leberzellbälkchen; ein Endothel bekommt der Gallengang erst außerhalb der Leberläppchen.
Bei einem Rückstau diffundiert deshalb die gestaute Gallenflüssigkeit an den Leberzellen vorbei ins Blut, und muß dann von den weiter zentral gelegenen Leberzellen wieder aus dem Blut in die Gallenräume zwischen den Zellen transportiert werden. Die Gallenflüssigkeit **kreist** also quasi im Leberläppchen und beschäftigt so die Zellen.

52) Was ist das Dumping-Syndrom nach Magenresektionen?

Antwort:

☒ Das Dumping-Syndrom beschreibt vasomotorische Reaktionen nach der Nahrungsaufnahme, die durch eine zu schnelle Magenentleerung zustandekommen.

Man kann das **DUMPING-SYNDROM** auch als **MAGENINKONTINENZ** bezeichen.

Bei **Magenoperation**, besonders bei den Operationen **Billroth I** und **Billroth II** wird das Antrum und damit auch der Pylorus entfernt.
Normalerweise sorgt der Pylorus dafür, daß die Nahrung aus dem Magen nur **portionsweise** ins Duodenum gelangen kann - *diese Funktion kann manchmal auch durch ausgeklügelte Operationstechniken nicht ganz ersetzt werden.*

Pathophysiologisch unterscheidet man

- ein **FRÜHDUMPING** und
- ein **SPÄTDUMPING**.

Beide Erscheinungen äußern sich beim Patienten ähnlich, d. h. durch Übelkeit in Zusammenhang mit der Nahrungsaufnahme.

- Das **FRÜHDUMPING** entsteht dadurch, daß die Speise durch den Magen einfach weiter in den Dünndarm rutscht. Da Speise normalerweise hyperosmolar ist, zieht sie im Darm viel Wasser an; es kann zu einer akuten (!) Abnahme des Plasmavolumens bis zu 1 Liter kommen.

Es entstehen Zeichen der **HYPOVOLÄMIE**:

- kalter Schweiß bricht aus,
- allgemeines Schwächegefühl,
- Blässe,
- Tachykardie und
- eventuell auch Erbrechen.

Das Frühdumping setzt ca. 15 Minuten nach der Nahrungsaufnahme ein und kündigt sich durch starkes **Rumoren** im Darm an.

- Das **SPÄTDUMPING** setzt ca. 2 Stunden nach der Nahrungsaufnahme ein. Der pathogenetische Faktor ist hier eine zu **RASCHE RESORPTION VON KOHLEHYDRATEN**.
  Der hohe Kohlehydratspiegel im Blut löst eine **Insulinfreisetzung** aus; leider reagiert das Insulin erst ca. eine Dreiviertelstunde nach Anstieg der Blutglucose. Der hohe Insulinspiegel sorgt für eine rasche Aufnahme der Glucose in die Zellen - aber die Regelung des Insulins hängt auch hier nach: Auch wenn längst der Glucosespiegel wieder normal ist, liegt noch eine Hyperinsulinämie vor.

Ergo: der Patient kommt nach ungefähr 2 Stunden nach der Nahrungsaufnahme in eine **HYPOGLYKÄMIE**, die sich in

- kaltem Schweiß,
- Schwäche,
- Schwindel,
- Tachykardie und
- Heißhunger bemerkbar macht.

siehe Amtsarztfragen STOFFWECHSEL

Patienten, die unter dem Dumping-Syndrom leiden, kann man nur raten, kleine Mahlzeiten zu sich zu nehmen; die Symptomatik wird im Laufe der Jahre besser.

53) Welche Aussage/n zur chronischen Pankreatitis ist/sind richtig?

- **a)** Es treten kolikartige Schmerzen im Oberbauch auf.
- **b)** Frauen sind deutlich häufiger betroffen als Männer.
- **c)** Es kann ein Diabetes daraus resultieren.
- **d)** Es tritt schon früh ein Gewichtsverlust auf.
- **e)** Eine röntgenologische Diagnose ist möglich.

- **A)** Alle Aussagen sind richtig.
- **B)** Nur Aussagen a, b und c sind richtig.
- **C)** Nur Aussagen c, d und e sind richtig.
- **D)** Nur Aussagen a, c, d und e sind richtig.
- **E)** Nur Aussagen b und c sind richtig.

Antwort:

☒ Lösung C.

Wie alle chronischen Erkrankungen sind auch bei der **CHRONISCHEN PANKREATITIS** die Symptome **schwächer** ausgeprägt als bei der akuten Pankreatitis.

ⓐ Es treten auf keinen Fall Koliken auf; meisten ist nur ein leichter **GÜRTELFÖRMIGER DAUERSCHMERZ** vorhanden.

☞ Koliken weisen auf eine Überdehnung eines Hohlorgans hin - *also eher auf eine Affektion der Gallenwege.*

ⓔ Bei der **chronischen Pankreatitis** kommt es bei jedem Schub zu einer **Ausfällung von Kalksalzen** im entzündeten Gebiet - diese **KALKKONKREMENTE** lassen sich röntgenologisch auf der **Abdomenübersichtsaufnahme** darstellen.

ⓓ Die **chronische Pankreatitis** macht sich meistens durch **GEWICHTSVERLUST** bemerkbar. Der Gewichtsverlust entsteht aufgrund der **MALDIGESTION**, die am **FETTSTUHL** nachweisbar ist.
Später können sogar **Eiweißmangelödeme** entstehen.

ⓒ Wenn die Zerstörung fast die ganze Drüse betroffen hat, kommt es zu einem **DIABETES MELLITUS TYP I**. Erstaunlicherweise tritt der Diabetes erst sehr **spät** auf.
Weiterhin können die Umbauvorgänge (*Fibrosierungen*) der Drüse den **Dct. choledochus** einengen: es entsteht das Bild der **CHOLESTASE** mit einem **hellen Stuhl** und einem **hellen Urin.**

siehe Amtsarztfragen VERDAUUNGSORGANE VORKLINIK

ⓑ Die **chronische Pankreatitis** ist eine Erkrankung, die hauptsächlich durch **ALKOHOLABUSUS** in Verbindung mit **hyperkalorischer Ernährung** ausgelöst werden kann. Desweiteren diskutiert man eine genetische Veranlagung; und man weiß, daß diese Erkrankung beim **HYPERPARATHYREOIDISMUS** auftreten kann.

Sie sehen, das sind alles keine Erkrankungen, bei denen Damen bevorzugt sind (Frauen haben z. B. häufiger Autoimmunkrankheiten).

54)Welche Aussage/n ist/sind richtig?

Folgende Laborparameter bei Alkoholmißbrauch erhöht:

a) GOT
b) GPT
c) γ-GT
d) Cholesterin
e) Blutzucker

A) Alle Aussagen sind richtig.
B) Nur Aussagen a, d und e sind richtig.
C) Nur Aussagen a und b sind richtig.
D) Nur Aussagen c und d sind richtig.
E) Nur Aussagen a, b und c sind richtig.

Antwort:

☒ Lösung E.

Die Enzyme

ⓐ ● **GOT** und
ⓑ ● **GPT**

dienen der Bestimmung von Leberschäden.

Die Enzyme sind z. B. stark erhöht nach einem **ALKOHOLEXCESS** bei vorgeschädigter Leber. Auch eine **LEBERZIRRHOSE** macht sich durch eine Erhöhung der Enzyme bemerkbar.

Normwerte:

- GOT bis 18 U/l (Serum) bei Männern, bis 15 U/l bei Frauen,
- GPT bis 22 U/l bei Männern, bis 17 U/l bei Frauen.

siehe Amtsarztfragen VERDAUUNGSORGANE VORKLINIK

ⓒ Die γ-**GT** ist ein membranständiges Enzym und erhöht bei allen

- **Leber- und**
- **Galleerkrankungen.**

Die γ-GT kann beim Alkoholiker zu einer **Abstinenzkontrolle** herangezogen werden, falls die Werte unter der Entziehungsbehandlung schon einmal in den Normbereich abgefallen waren. Falls sie aus „unerklärlichen" Gründen plötzlich ansteigen, handelt es sich vermutlich um einen Rückfall.

Normwerte:

- 6 - 28 U/l (Serum) bei Männern,
- 4 - 18 U/l bei Frauen.

Die anderen Blutwerte sind halbwegs im Normbereich.

ⓓ Das **CHOLESTERIN** ist normal (*der Alkoholiker stirbt nicht an einer Arteriosklerose*)

- Normwert bis 180 mg%

ⓔ die **BLUTGLUCOSE** eher erniedrigt (*die Leber muß ja in erster Linie das Toxin „Alkohol" abbauen*).

- Normwert: 80 bis 110 mg%.

55) Welche Aussage ist richtig?

Bei einer Leberschädigung dürfen folgenden Lebensmittel unbedenklich konsumiert werden:

A) alle Teesorten
B) Bohnenkaffee
C) fette Speisen
D) gebratenes Hähnchen
E) Alkoholika

Antwort:

☒ Lösung D.

Eine **Diät**, die die Leber in ihrer Funktion als Organ des Intermediärstoffwechsels unterstützt, gibt es leider nicht - *man kann durch eine **LEBERDIÄT** nur dafür sorgen, daß die Leber nicht noch zusätzlich belastet wird.*

Da die **Leber** dasjenige Organ ist, das Medikamente und/oder Wirkstoffe **entgiften** kann, gibt es auch **kein medikamentöses Leberschutzpräparat**-*weder schulmedizinisch noch naturheilkundlich!*;

*Die **Mariendistel** wirkt nur auf die **gesunde** Leber; wenn die Leber ruiniert ist, hilft nur noch, das Organ in Watte packen! Also: falls Sie mal wieder vor haben, Ihre Leber zu überlasten, **vorher** die Mariendistel einnehmen, nicht hinterher!*

Ⓔ Bei eine funktionsgeschädigten Leber sind also in erster Linie

- **ALKOHOL** und
- **MEDIKAMENTE VERBOTEN.**

Ⓐ Es gibt genügend **TEES**, die Wirkstoffe enthalten, die durch die Leber entgiftet werden müssen. Man kann überschlagsmäßig sagen, daß alle **KRÄUTERTEES** nicht unbehelligt an der Leber vorbeischwimmen. Erlaubt sind **rote Teesorten**, also eigentlich nur gefärbtes, warmes Wasser.

Ⓑ **BOHNENKAFFEE** ist ein **Stimulans für Gallenflüssigkeit**. Wenn wir uns geeinigt hatten, daß die Leber jetzt Zeit braucht, um sich selbst zu regenerieren, ist Bohnenkaffee auch **verboten** (*Malzkaffee ist erlaubt*).

Ⓒ Auch **FETT** ist ein **Stimulans für die Gallenflüssigkeit**; und hier gilt dasselbe.

Wenn man viel Fett ißt, das nicht verdaut werden kann, führt das zu einer **Diarrhoe**, wobei die **Darmpassage verkürzt** wird und wertvolle Nahrungsstoffe zusätzlich verloren gehen.

Wenig Fett zu essen, bzw. nur kurzkettige Fettsäuren zu sich zu nehmen (*kurzkettige Fettsäuren haben einen anderen Verdauungsweg*), beugt **Mangelerscheinungen** vor.

Ⓓ Lebensmittel, die man essen darf, sind **leichtverdauliche, fettarme** Produkte, die genügend **EIWEISS** enthalten. (*Das Eiweiß wird zum Zellaufbau benötigt.*) Für die Darmflora sind blanchierte **GEMÜSE** günstig, für den Patienten tierisches, mageres, aber **biologisch hochwertiges Eiweiß**.

56) Welche Aussage/n ist/sind richtig?

Folgen einer portalen Hypertension können sein:

a) Ikterus
b) Caput medusae
c) dunkler Urin
d) Ösophagusvarizen
e) Ascites

A) Alle Aussagen sind richtig.
B) Nur Aussagen a, b, c und d sind richtig.
C) Nur Aussagen b, d und e sind richtig.
D) Nur Aussagen a und c sind richtig.
E) Nur Aussagen b, c und d sind richtig.

Antwort:

☒ Lösung C.

Na bitte, so schwer war's doch gar nicht, oder?

Der **PORTALE HOCHDRUCK** ist ein Symptomenkomplex, der durch eine **Abflußstörung der Pfortader** gekennzeichnet ist.

Die Symptome lassen sich allgemein so zusammenfassen, daß sich das **Blut** einen **anderen Weg** suchen muß:

- es werden Venen vermehrt durchblutet, die für diese Blutmenge nie gedacht waren
- ➠ daraus entstehen **SEKUNDÄRE VARIZEN**.

Ich denke, die 3 wichtigen **UMGEHUNGSKREISLÄUFE DER PFORTADER** kennen Sie noch ...

ⓓ ● die Ösophagusvarizen
ⓑ ● das Caput medusae
● den Hämorrhoidalplexus

siehe Amtsarztfragen VERDAUUNGSORGANE VORKLINIK

ⓔ Natürlich kommt es, wie immer bei einem **Blutstau**, in der Umgebung zu einem **ÖDEM**. Die Gefäßwände sind nie 100 %ig dicht, so daß bei erhöhtem Druck in Venen immer Flüssigkeit ins umgebende Gewebe diffundiert.

☞ In diesem Fall resultiert ein **ASCITES**.

Wissen Sie noch? Ein Ascites ist ein Lymphödem und resorbiert sich sehr schlecht. Das Auftreten eines Ascites hat selten was Gutes zu bedeuten.

Ⓐ Ein **IKTERUS** tritt auf, wenn entweder

- eine **verstärkte Hämolyse** vorliegt,
- wenn ein (*eventuell auch nur passagerer*) **Enzymdefekt** in der Leber vorliegt, wie bei Hepatitis z. B.
- oder wenn eine **Abflußstörung der Gallenflüssigkeit** vorliegt, bei einer **Cholestase**.

☞ Beim **PFORTADERHOCHDRUCK** kommt es weder zu einer Hämolyse, noch zu einer Leberschädigung (*die Leber ist meist schon vorher geschädigt, und der Umgeheungskreislauf entlastet die Leber eher*), noch resultiert eine Cholestase aus dem Pfortaderhochdruck.

Ⓒ Ein **DUNKLER URIN** ist ein Zeichen einer **Leberschädigung**: da die Leber das anfallende **UROBILINOGEN** aus dem Darm nicht mehr über die Galle ausscheiden kann, muß der Farbstoff jetzt über die **NIERE** eliminiert werden.

📖 **siehe Amtsarztfragen VERDAUUNGSORGANE VORKLINIK**

☞ Ein **dunkler Urin** und ein **heller Stuhl** ist ein Hinweis auf eine **HEPATITIS**.
Ein Pfortaderhochdruck verursacht keine Leberentzündung; eine chronisch aggressive Hepatitis kann aber über eine Leberzirrhose zu einem Pfortaderhochdruck führen.

☞ *Wenn Sie diese Frage falsch hatten, lassen Sie sich das nächste Mal nicht ins Bockshorn jagen - nehmen Sie sich die Zeit und überlegen logisch!*

57) Nennen Sie 5 mögliche Ursachen für das Auftreten von Durchfall!

Antwort:

☒ Laxantien, Cholera, E. coli, Salmonellen, M. Crohn.

Eine echte Frage aus der Praxis.

Wichtig ist bei solchen Fragen, daß Sie die **Infektionskrankheiten** nicht aus den Augen verlieren - die **Enteritis infektiosa** ist **meldepflichtig** bei Verdacht, Erkrankung und Tod!

Eine **DIARRHOE** ist gekennzeichnet durch häufige Stuhlentleerungen (*häufiger als 3 mal pro Tag*).

Man unterscheidet 4 ätiologische Möglichkeiten.

- **MEDIKAMENTENBEDINGT**:
    - Laxantien,
    - Antazida,
    - Digitalis z. B.

- **TOXISCH**: hierzu zählen die
    - **Enterotoxine** der Bakterien, sowie
    - **Schwermetallvergiftungen** (*Quecksilber*).

Zu den enterotoxinbildenden Bakterien zählen

- **Salmonellen**,
- **Vibrio cholerae**,
- **Staph. aureus** und
- **Clostridium perfringens**.

- **INFEKTIÖS**: hierher gehören
  - **Viren** und
  - Bakterien.

Aus der Gruppe der Bakterien sind wichtig:

- die **Shigellen**,
- **Salmonella typhi** und **S. paratyphi**,
- **E. coli** (*Reisediarrhoe*),
- **Mykobakterium bovis** und
- **Campylobacter**; weiterhin
- **Amöben**,
- **Würmer** und
- **Pilze** (*Candida albicans*).

- **CHRONISCH**: hierzu zählt
  - der **M. Crohn**,
  - die **Colitis ulcerosa**,
  - das **irritable Colon**,
  - die **Hyperthyreose**,
  - **Diabetes mellitus**,
  - **Sprue** oder z. B. auch
  - **Divertikel**.

Als **Akutmaßnahme** ist bei Diarrhoe ein **FLÜSSIGKEITSERSATZ** nötig;

*vergessen Sie aber nie, abzuklären, ob es sich um eine **MELDEPFLICHTIGE** Erkrankung handelt!*

58) Nennen Sie 3 Ursachen für Obstipation!

Antwort:

☒ Ballststoffarme Ernährung,
☒ Hypothyreose,
☒ M. Hirschsprung.

Von einer Obstipation spricht man, wenn die Stuhlfrequenz unter 3 mal pro Woche absinkt und wenn das Stuhlgewicht jeweils unter 50 Gramm beträgt.

- Meist liegt der **OBSTIPATION** eine **FALSCHE ERNÄHRUNG** zugrunde:

wenn die Nahrung zuwenig **BALLASTSTOFFE** enthält, bleibt im Dickdarm, nach der Wasserresorption, zuwenig Material übrig, um einen vernünftigen Transport zu gewährleisten.

Hier wäre es sinnvoll, als erstes die Ernährung umzustellen: empfehlenswert ist Rohkost, Vollkornbrot, Müsli etc.

Kleie und Leinsamen sind reine Quellmittel, die die Verstopfung noch verstärken können, wenn der Patient nicht genügen Flüssigkeit zu sich nimmt!

- Eine weitere Möglichkeit für eine verminderte Stuhlfrequenz ist eine **GESTÖRTER LEBENSRHYTHMUS**, durch unregelmäßige Arbeit (*Schichtarbeit!*). *Auch der Darm ist ein Gewohnheitstier.*

- Die Hypothyreose ist eine Erkrankung, bei der fast alle Funktionen vermindert sind - so auch die Darmtätigkeit. Die Patienten fallen außerdem durch **Müdigkeit**, **Kälteempfindlichkeit** und **allgemeine Verlangsamung** auf

siehe Amtsarztfragen HORMONSYSTEM

- Bei Obstipation sollten Sie auch eine genaue **MEDIKAMENTENANAMNESE** nicht vergessen: *manche Beruhigungsmittel beruhigen ganz außerordentlich - auch den Darm.*

- Dann gibt es natürlich auch noch die Ursachen für Angeber - z. B. den M. **HIRSCHSPRUNG.**
Beim M. Hirschsprung fehlen genetisch bedingt in einem bestimmten Darmabschnitt die intramuralen Ganglien des Auerbach'schen Plexus. Die Erkrankung tritt nur bei Knaben auf.

- Aus der gleichen Rubrik kommt die Hypercalciämie bei **HYPERPARATHYREOIDISMUS**. Ein Zuviel an Calcium legt die Muskeln lahm - auch die des Darms.

Weitere Möglichkeiten wären:

- die **ANALFISSUR,**

🕮 **siehe Frage # 38**

- ein **REKTUMKARZINOM,**

🕮 **siehe Frage # 49**

- oder auch die **SCHWANGERSCHAFT** („*Raumforderung Uterus*“).

59) Ein 32jährige Frau kommt zu Ihnen mit starken Bauchschmerzen. Die Schmerzen projizieren sich in den Oberbauch und in den Rücken. Seit heute früh kam noch Erbrechen mit dazu.

Sie berichtet, daß sie gestern auf einem Fest war, auf dem es Würstchen und Alkohol gegeben habe. Sie hatte vorher bereits 3 mal ähnliche Beschwerden im Abstand von einem halben Jahr gehabt.

Die Patientin sitzt vornübergebeugt auf dem Stuhl und wirkt krank.

Was tun Sie?

Welche Verdachtsdiagnose haben Sie?

Antwort:

☒ Ich rufe den Notarzt an;
☒ Verdacht auf akute Pankreatitis.

Ein Patient, der **nach vorne zusammengekrümmt** sitzt oder liegt und der über **Oberbauchbeschwerden** klagt, ist verdächtig auf eine **PANKREAS**-affektion.

☞ Eine akute Pankreatitis kann man sich u. a. dadurch zulegen, wenn man kräftig und wiederholt einen über den Durst trinkt.

Andere Möglichkeiten wären ein entzündlicher oder ein Stein-Verschluß der Papilla Vateri.
siehe Frage # 17

Pathophysiologisch ist eine akute Pankreatitis ein Ereignis, das durch eine **Abflußstörung des Pankreassekrets** gekennzeichnet ist (*Alkohol verursacht einen Spasmus der glatten Muskulatur*), wodurch die **Verdauungsenzyme** bereits in den Ausführungsgängen der Drüse **aktiviert** werden und zu einer **SELBSTVERDAUUNG** führen. Die Pankreasenzyme gelangen durch die Gewebszerstörung auch ins Blut und setzen ihr zerstörerisches Werk überall im Körper fort.

☞ Die **PANKREATITIS** ist also eine **ALLGEMEINERKRANKUNG**.

Der Patient berichtet über einen,

- über Stunden zunehmenden **SCHMERZ IM OBERBAUCH**, der **GÜRTELFÖRMIG** in den Rücken ausstrahlt.

Man kann als Untersuchungsbefund

- eine **ELASTISCHE BAUCHDECKENSPANNUNG**, den

➡ **GUMMIBAUCH** diagnostizieren.

Meistens tritt außerdem noch **Erbrechen** auf; ein Vorgang, den man in der Klinik noch durch einen **MAGENSCHLAUCH** unterstützt. Durch das Ableiten der Säure des Magens wird das Pankreas nicht noch mehr angeregt, Verdauungssäfte zu bilden.
Erinnern Sie sich: das Verdauungssekret des Pankreas ist alkalisch!

Die Selbstverdauung des Pankreas kann man **nicht** von außen stoppen; man kann nur den **Komplikationen** begegnen:

da die Verdauungsenzyme jetzt im Gefäßsystem vorliegen, dauen sie natürlich auch Gefäßwände an; d. h. es kann zu einem **raschen Flüssigkeitsverlust** kommen. Wie rasch dieser **SCHOCK** entsteht und ob, bzw. wann er sich entwickelt, weiß man nicht.

Man weiß nur, daß dieser Schock die eigentliche Todesursache ist bei der akuten Pankreatitis.

Wegen dieser Unberechenbarkeit des Krankheitsverlaufs muß jede akute Pankreatitis auf dem schnellsten Weg in die **KLINIK**!

Maßnahmen, die Sie bei Ihrer Patientin ergreifen können bis der Notarzt eintrifft:

- einen **MAGENSCHLAUCH** legen,
- eine Infusion anhängen und
- bloß nichts zu essen oder zu trinken geben!

60) Nennen Sie 3 Infektionskrankheiten, die mit einer Leberschwellung einhergehen!

Antwort:

☒ Pfeiffer'sches Drüsenfieber,
☒ Malaria,
☒ Virushepatitis.

🕮 *Wohl dem, der die* ***AMTSARZTFRAGEN INFEKTIONSKRANKHEITEN I*** *hat; da steht vorne im Buch ein Spicker, der genau für solche Fälle gedacht ist.*

Die anderen müssen sich ableiten, welche Infektionskrankheiten mit einer **Leberbeteiligung**, einer **HEPATITIS** einhergehen.

Diejenigen, die man schon wissen sollte sind:

- das Pfeiffer'sche Drüsenfieber,
- Gelbfieber
  (*raten Sie mal, warum die Krankheit* ***Gelb****fieber heißt*),
- der M. Weil
- Malaria
- Rückfallfieber
- die Virushepatitis.

☞ *Virusinfektionen neigen ganz allgemein dazu, als Komlikation eine Hepatitis auszubilden.*

61) Welche Aussage ist richtig?

Kennzeichen einer beginnenden Hepatitis sind ...

A) Fieber über 39 °C.
B) dunkler Urin, grauer Stuhl.
C) Blut im Stuhl, heller Urin
D) heller Urin mit Koliken.
E) Keine Antwort ist richtig.

Antwort:

☒ Lösung B.

Die **HEPATITIS** ist eine **MELDEPFLICHTIGE INFEKTIONSKRANKHEIT** (*ET*) und wird deshalb gerne gefragt.

Eine **HEPATITIS** beginnt wie eine **Grippe**, nur daß einige Tage nach Krankheitsbeginn ein **IKTERUS** und **JUCKREIZ** auftritt.

Der Patient klagt im Anfang über

- Müdigkeit,
- Unwohlsein,
- Kopfschmerzen,
- Gliederschmerzen,
- Gelenkbeschwerden,
- Appetitlosigkeit und
- Schmerzen im rechten Oberbauch.

Ⓐ Es tritt wohl Fieber auf, aber nicht über 39 °C.

Wenn nach einigen Tagen der Ikterus auftritt, fühlt sich der Patient wieder wohler, der Appetit kommt wieder, die subjektiven Beschwerden verlieren sich (*gelb aber glücklich*).

Ⓑ In dieser Phase erscheint die

- **DUNKELFÄRBUNG DES URINS** und die
- **AUFHELLUNG DES STUHLS.**

Diese Phase muß spätestens nach 12 Wochen vorbei sein, sonst spricht man von einer **CHRONISCHEN HEPATITIS.**

An Laborwerten stellt man außer einem

- positiven **Antigennachweis** eine
- Erhöhung der Transaminasen **GOT** und **GPT** auf über 400 U/l fest, ferner ein
- Anstieg des **Bilirubins** über 20 mg%, sowie ein
- Abfall der **Blutglucose**.

Prognostisches Zeichen ist die **Prothrombinzeit**; sie ist verlängert.

Ⓒ Die Kombination Blut im Stuhl und heller Urin ist nicht primär zuzuordnen.

Ⓓ Ein **heller Urin mit Koliken** im rechten Oberbauch weist auf eine extrahepatische **CHOLESTASE** hin.

- *Heller Stuhl,*
- *heller Urin und*
- *Koliken als Hinweis auf ein überdehntes Hohlorgan.*

Ⓔ Die Antwort E ist falsch, weil die Antwort Ⓑ richtig ist.

62) Beurteilen Sie beide Aussagen und die Verknüpfung:

Bei einer Perforation der Gallenblase kann sich eine Fistel zum Duodenum bilden,

weil

die Gallenblase dem Duodenum eng benachbart ist.

A) Beide Aussagen und die Verknüpfung sind richtig.
B) Nur beide Aussagen sind richtig.
C) Nur die erste Aussage ist richtig.
D) Nur die zweite Aussage ist richtig.
E) Keine Aussage ist richtig.

Antwort:

☒ Lösung A.

Die **GALLENBLASE** liegt zwischen

- der Leberunterseite und
- entweder
  - dem Duodenum (*Bulbus duodeni*)
  - oder der rechten Kolonflexur.

☞ Bei einer chronischen Gallenblasenentzündung kann sich demzufolge eine Fistel entweder ins **DUODENUM** oder ins **KOLON** bilden.

Falls **STEINE** vorhanden sind, gelangen sie dadurch

- in den Dünndarm oder
- in den Dickdarm.

☞ Die Steine, die im Dickdarm landen, werden ohne große Probleme ausgeschieden;

☞ diejenigen Steine, die ins Duodenum gelangen, können eventuell für einen **MECHANISCHEN ILEUS** auf Höhe des **terminalen Ileums** sorgen.

siehe Frage # 18

☠ Es können aber noch weitere Komplikationen entstehen:

Nicht nur Steine, sondern natürlich auch die **GALLENFLÜSSIGKEIT** findet ihren Weg nach draußen.

- Wenn die Gallenflüssigkeit ins **Duodenum** gelangt, ist alles in Ordnung; *da gehört sie ja auch hin.*
- Wenn die Gallenflüssigkeit ins **Kolon** gelangt, ziehen die Gallensäuren viel Wasser an und der Patient leidet unter einer sog. **CHOLAGENEN DIARRHOE**.
- Ferner **INFIZIERT** sich die Gallenblase andauernd auf's Neue mit irgendwelchen Darmbakterien und die Gallenblasenentzündung heilt überhaupt nicht mehr aus.

Eigentlich hätte man bei diesem Krankheitsbild schon viel früher ***operieren*** *müssen - aber jetzt wird's wirklich allerhöchste Eisenbahn.*

63) Welche Aussage/n ist/sind richtig?

Die akute Hepatitis geht mit folgenden Symptomen/Erscheinungen einher:

a) Fieber
b) Ikterus
c) Oberbauchbeschwerden
d) Blähungen
e) Ascites

A) Alle Aussagen sind richtig.
B) Nur Aussagen a, b, c und d sind richtig.
C) Nur Aussagen b und c sind richtig.
D) Nur Aussagen a, b, c und e sind richtig.
E) Nur Aussagen a, b und c sind richtig.

Antwort:

☒ Lösung B.

Was gut ist, kommt wieder - die Hepatitis.

Die **HEPATITIS** ist eine **MELDEPFLICHTIGE INFEKTIONSKRANKHEIT (ET)**!

Sie beginnt wie eine **Grippe**, nur kommen nach einigen Tagen bis 2 Wochen nach Krankheitsbeginn **ikterische Symptome** hinzu:

- die **Gelbfärbung** (*nicht obligat*),
- **Juckreiz**, aufgrund der Ablagerung des direkten Bilirubins ins der Haut
- und der gut abzufragende **helle Stuhl mit dunklem Urin**.

Also:

ⓐ eine Grippe hat, ebenso wie die **Hepatitis**, **FIEBER**. Das Fieber ist nicht besonders hoch und bleibt normalerweise unter 39 °C.

ⓑ Der **IKTERUS** kann in der 2. Phase auftreten. Mit Auftreten des Ikterus fühlt sich der Patient subjektiv wieder besser.

Schwierig wird die Diagnosestellung natürlich beim anikterischen Verlauf: der Patient kommt dann und klagt über Juckreiz nach einer durchgemachten Grippe. Da muß man halt dran denken und ihn mal über die Stuhl- und Urinfarbe ausfragen.

ⓒ **OBERBAUCHBESCHWERDEN** sind fast immer dabei.

Wenn eine akute Infektion vorliegt, ist betreffende Organ fast immer schmerzhaft. Das hängt damit zusammen, daß (*fast*) jedes Organ (*Leber, Milz, Niere, Lymphknoten*) eine **Kapsel** aufweist, die in aller Regel gut **innerviert** ist.

Bei einer **raschen Dehnung** (*leukozytäre Infiltration bei einer Entzündung*!) wird die Kapsel gespannt. Der „Organschmerz" ist also meist ein **Kapselschmerz**.

Bei chronischen Erkrankungen und beim Karzinom erfolgt die Dehnung der Kapsel langsamer; deshalb wird hier der Schmerz (*die Information*) unterdrückt.

ⓓ Die **BLÄHUNGEN** kommen dadurch zustande, daß bei einer Reizung des Peritoneums die **Darmtätigkeit** immer **vermindert** wird; bei einer starken Reizung wird die Darmtätigkeit sogar eingestellt ...

➠ **REFLEKTORISCH-PARALYTISCHER ILEUS.**

Bei einer verminderten Durchmischung des Speisebreis und einem reduzierten Transport feiern die Darmbakterien und produzieren Gase. Außerdem werden die, bei der normalen Verdauung entstehenden Gase, nicht mehr so gut resorbiert ...

➠ es entsteht ein **METEORISMUS.**

ⓔ **ASCITES** gehört **nicht** zu den Hepatitis-Symptomen. *Gottseidank, denn Ascites läutet meist das Finalstadium der Lebererkrankungen ein.*

Ascites entsteht nur bei **chronischen Lebererkrankungen** mit Pfortaderhochdruck; bei einem akuten Leberzerfallskoma, wie es bei einer fulminanten Hepatitis vorkommen kann, reicht die Zeit nicht aus, Ascites zu entwickeln.

☞ Das **akute Leberzerfallskoma** macht sich durch die **hepatische Encephalopathie** und durch **Gerinnungsstörungen** bemerkbar.

📖 **siehe Frage # 23.**

64) Nennen Sie die Symptome der chronischen Pankreatitis!

Antwort:

☒ Schmerzen im Epigastrium mit Ausstrahlung in den Rücken nach einer Mahlzeit, Fettstuhl.

Die **CHRONISCHE PANKREATITIS** legt man sich in den meisten Fällen durch einen **chronischen Alkoholabusus** zu.

Der Pathomechanismus ist der gleiche wie bei der akuten Pankreatitis, nur sind hier **kleinere Abschnitte** des Organs betroffen.
Es kommt zu einer **ABFLUSSBEHINDERUNG** des Pankreassekretes in einem kleineren Gangabschnitt und dann spielt sich das Gleiche ab wie bei der akuten Pankreatitis:
➡ es kommt zur **SELBSTVERDAUUNG**.

Der Patient hat bei einer solchen Attacke ebenfalls **GÜRTELFÖRMIGE SCHMERZEN** im Oberbauch und eine **ELASTISCHE BAUCHDECKENSPANNUNG**; nur sind diese Symptome eben nicht so deutlich ausgeprägt wie bei der akuten Pankreatitis.

Nach einem solchen Entzündungsschub bleiben **KALKKONKREMENTE** im Parenchym und in den Drüsenausführungsgängen zurück.
Diese Konkremente sind auf dem Röntgenschirm sichtbar.

Bei der **chronischen Pankreatitis** klagt der Patient über **SCHMERZEN**, die im Anfang im Zusammenhang mit **Alkoholgenuß** stehen, später aber allein durch **ESSEN** ausgelöst werden.

Bei diesen Schmerzattacken nimmt der Patient die typische **Pankreashaltung** ein: er ist **vornüber gebeugt** und hält sich den (*Ober*-) Bauch.

Auf Befragen sagen die Patienten, daß sie an **GEWICHT VERLOREN** haben; der Grund dafür liegt in der **MALDIGESTION**, der **STEATORRHOE**.

Bei einer **Stuhluntersuchung** kann man den vermehrten **Fettgehalt**, sowie einen verminderten **Chymotrypsingehalt** feststellen.

Im weiteren Verlauf können

- **Eiweißmangelödeme** auftreten, ein
- **Diabetes mellitus Typ I** oder eine
- **Encephalopathie** mit Bewußtseinstörungen.

Weitere Komplikationen hängen mit den Kalkkonkrementen in der Drüse zusammen:

- sie können ein Abflußhindernis für die Gallenflüssigkeit darstellen
  ➠ **CHOLESTASE,**
- sie können dadurch für eine **LEBERZIRRHOSE** verantwortlich sein und
- sie können auf die **Pfortader** drücken und einen **PORTALEN HYPERTONUS** auf dem Gewissen haben.

Insgesamt kann man sagen, daß das Pankreas nach 15 Jahren schlechter Behandlung endgültig insuffizient ist.

65) Eine Patientin kommt zu Ihnen mit Schmerzen im rechten Unterbauch.

Nennen Sie 4 differentialdiagnostische Überlegungen und die dazugehörigen Untersuchung!

Antwort:

☒ ❶ Appendicitis; Druckschmerz und Loslaßschmerz am Lanz'schen und McBurney-Punkt, Blumberg-Zeichen, Rovsing-Zeichen, sowie eine rektale Austastung.
☒ ❷ Eileiterschwangerschaft; durch den HP keine Untersuchung; Bestimmung des HCG durch den Arzt
☒ ❸ M. Crohn; Durchfall, Hämoccultest, BKS, Darmspiegelung
☒ ❹ Hüftgelenksbeschwerden; Überprüfung der Beweglichkeit des Hüftgelenks.

Bei Schmerzen im Unterbauch kommt eine ganze Reihe von Erkrankungen in Betracht.

❶ Die **APPENDIZITIS**.

Ich denke, mittlerweile wissen Sie, wie man eine Appendicitis diagnostiziert:

- Druckschmerz,
- Loslaßschmerz,
- Abwehrspannung auf dem Lanz- und McBurney-Punkt,
- der gekreuzte Loslaßschmerz (Blumberg),
- schmerzhaftes retrogrades Ausstreichen des Dickdarms (Rovsing),
- den Psoasschmerz,
- Leukozytose und
- eine axillar-rektale Temperaturdifferenz von über 1 °C.
- Bei der Appendicitis ist eine Austastung des Rektums obligat; sie ist rechtsbetont schmerzhaft.

❷ Eine **ADNEXITIS**.

Bei Frauen können natürlich auch gynäkologische Erkrankungen vorliegen, wie eine Eileiterentzündung. *Hier untersucht der HP nicht.*

❸ Eine **EILEITERSCHWANGERSCHAFT**.

Auch hier untersucht der HP nicht, aber man könnte die Patientin ja mal Fragen, wie lange die letzte Periode her war. Verifizieren könnte man eine Schwangerschaft durch Bestimmung des Plazenta-Hormons HCG.

❹ Eine **STIELGEDREHTE OVARIALZYSTE.**

Das Ovar liegt intraperitoneal; deshalb verursachen Affektionen am Ovar starke Bauchschmerzen.
Dieses Krankheitsbild behandelt und untersucht der HP ebenfalls nicht. Eine stielgedrehte Zyste ist eine Indikation für eine Notoperation.

❺ Eine **URETERKOLIK.**

Auch bei einer Ureterkolik tritt nicht von Anfang an der typische, wellenförmige Schmerz auf. Im Anfangsstadium kommt es erst einmal zu diffusen Schmerzen.
Verifizieren kann man eine Ureterkolik durch einen **URINBEFUND**: Blut, Leukos, Sediment.

❻ Eine **BECKENVENENTHROMBOSE.**

Eine Beckenvenenthrombose äußert sich initial oft durch einen ziehenden Schmerz in der Leiste. *Die anderen Zeichen, Anschwellung des Beins, Zyanose der Haut und das Unvermögen, das Bein im Liegen anzuheben bilden sich erst später aus.*

❼ Der **M. CROHN.**

Die Patienten haben meist **DURCHFÄLLE**, und, im Schub, **BLUT IM STUHL**. Auf extraintestinale Manifestationen achten! (*Haut, Gelenke, Auge*)
Im Schub ist die BKS beschleunigt und es liegt meist eine Anämie vor.
Die Diagnose kann gesichert werden durch eine endoskopische Untersuchung.

❽ **HERNIEN.**

Auch bei Frauen gibt es die eingeklemmte Leistenhernie.
Bei einer Hernie tritt Peritoneum durch eine Lücke in der Bauchwand. Gefährlich wird es, wenn nicht nur Peritoneum nach außen tritt, sondern wenn ein Stück Darm eingeklemmt wird. Daraus resultiert ein **MECHANISCHER ILEUS**; *und dieser ist bekanntlich akut lebensbedrohlich.*

❾ Ein **DICKDARMTUMOR.**

Ein Tumor kann entweder zu einer akuten **BLUTUNG** führen, oder er kann **INKARZERIEREN**, d. h. der Stiel des Tumor, der die Gefäße führt, kann verdreht werden. Die daraus resultierende akute Durchblutungsstörung kann ebenfalls sehr schmerzhaft sein.

Hier führt eine Stuhluntersuchung (*Blut*) oder eine Endoskopie weiter.

❶⓪ AKUTE HARNVERHALTUNG.

Eine überfüllte Blase führt zu einer Dehnung des supravesikulären Peritoneums; auch dieser Schmerz kann sich einseitig projizieren.

Ein Harnverhalten kann durch Operationen oder Traumata verursacht sein, ferner durch ein großes Myom oder auch nach der Geburt.

Einen akuten Harnverhalt kann man durch eine Blasenperkussion diagnostizieren.

❶❶ HÜFTGELENK.

Auch Hüftgelenksbeschwerden projezieren sich in die Leiste. Hier helfen orthopädische Untersuchungen weiter.

66) Wie behandeln Sie eine akute Pankreatits?

Antwort:

☒ Infusion, Magenschlauch und notfallmäßig Einweisung in die Klinik.

*Wie Sie sicher mittlerweile den **Fragen #59, #53, #47, #17 und #11** entnommen haben, ist die Pankreatitis eine **ALLGEMEINERKRANKUNG**.*

Die freigewordenen Pankreasenzyme wüten im Körper und zerstören alles, womit sie Kontakt haben.

Da man die Enzyme nicht stoppen kann, muß man dafür sorgen, daß sie nicht noch mehr freigesetzt werden.

- Das geschieht dadurch, daß man vornehmlich die **MAGENSÄURE ABSAUGT** (*wenn der Patient nicht von alleine schon erbricht*), denn Magensäure im Duodenum regt das Pankreas zur Produktion von Verdauungssekret an.

☞ Deshalb legt man einen **MAGENSCHLAUCH**.

- Da die Pankreasenzyme im Körper Endothelstrukturen zerstören, kommt es zu einem **vermehrten Austritt von Plasma** in das Interstitium. Es resultiert eine verminderte Füllung der Gefäße, der Blutdruck sinkt, die Herzfrequenz steigt

➡ der **hypovolämische Schock**.

☞ Um den drohenden Organschäden (*Niere z. B.*) im Schock zu begegnen, legt man eine **INFUSION** mit physiologischer Kochsalzlösung, Ringerlösung oder Ähnlichem an.

- Die Todesursache bei der akuten Pankreatitis ist der Schock.

Da man nie weiß, wann sich der Schock manifestiert, muß der Patient zur Intensivüberwachung in die **KLINIK**.

☞ **Ergo: der Heilpraktiker behandelt eine akute Pankreatitis überhaupt nicht; er nimmt Maßnahmen zur Linderung vor.**

67) Welche Aussage/n ist/sind richtig?

Direkte Komplikationen einer Cholelithiasis können sein:

a) Petechien
b) Ikterus
c) Hämatemesis
d) Gallenkolik
e) Ulcus ventriculi

A) Alle Aussagen sind richtig.
B) Nur Aussagen a, c und d sind richtig.
C) Nur Aussagen a, b und e sind richtig.
D) Nur Aussagen b und d sind richtig.
E) Nur Aussagen a und d sind richtig.

Antwort:

☒ Lösung D.

☞*GALLENSTEINE sind durchaus nicht immer so harmlos, wie man sie gerne hätte.*

ⓓ Die **typische** Komplikation, mit der sich Gallenstein bemerkbar machen, ist die **GALLENKOLIK**.

Die Kolik wird durch eine kräftige **Kontraktion der Gallenblase** initiiert (*vorzugsweise nach Kaffee und Kuchen*). Durch die Kontraktion wird der Stein z. B. in den **Dct. cysticus** geworfen und bleibt hier stecken. Wenn alles schief geht, verstopft er das Lumen des Gallengangs, es kommt zu **Abflußstörung** und zur **KOLIK**.

☞Wenn der Stein wieder zurück in die Gallenblase fällt, ist die Kolik beendet.

Eine weitere Komplikation kann sein, daß der Stein das Lumen des Gallengangs nur **unvollständig** verschließt, so daß das Ausmaß des Rückstaus nicht für eine Kolik reicht. Jetzt besteht die Möglichkeit, daß sich **BAKTERIEN**, die vom Dünndarm aufwandern, an dem Stein vorbeiquetschen und sich in der Gallenblase ausbreiten

➡ die **CHOLEZYSTITIS**.

Aufgrund der Tatsache, daß die Gallenblase sich nicht mehr kräftig entleeren kann, vermehren sich die Bakterien ziemlich ungestört.

ⓑ Es ist auch möglich, daß die Gallenblase soviel Schwung hat, daß der Stein bis in den **Dct. choledochus** gelangt. Jetzt resultiert auch wieder eine **KOLIK**, aber diesmal mit einem Rückstau von Gallenflüssigkeit in die Leber (***CHOLESTASE***).

Es entsteht eine **IKTERUS**; gekennzeichnet durch eine

- Erhöhung des **direkten Bilirubins** und durch
- allgemeinen **JUCKREIZ**.

☠ Wenn die Gallenblase noch etwas mehr Schwung hat, kann sich der Stein kurz vor dem Ziel, nämlich an der **Papilla Vateri** festsetzen. Was daraus resultiert wissen Sie:
➠ eine **AKUTE PANKREATITIS** und eine **CHOLESTASE.**

ⓐ **PETECHIEN** treten erst auf, wenn die **Leberfunktion vermindert** ist.
Petechien sind kleine **Hautblutungen**, die man z. B. beim **Blutdruckmessen** hervorrufen kann. sie sind immer Zeichen einer **Gerinnungsstörung** bzw. **Gefäßwandschädigung**.

ⓒ Die **HÄMATEMESIS**, das **Bluterbrechen,** gehört wohl auch eher zu den fortgeschrittenen Lebersymptomen.
Eine Hämatemesis kann bei

- **Pfortaderhochdruck** (*Ösophagusvarizen*), bei
- **Ulcera** oder bei
- Ösophagus- und Magen**karzinomen** auftreten.

ⓔ Das **ULCUS VENTRICULI** kann als **Streßulcus**

- akut bei Infektionen, Schädeltraumen oder starkem Streß entstehen oder
- chronisch bei der **Ulcuskrankheit**.

🕮 **siehe Frage # 27**

Ein Ulcus entsteht bei einem Ungleichgewicht der protektiven und der aggressiven Faktoren. *In letzter Zeit hat man auf dem Ulcusgrund (vornehmlich des chronisch-rezidivierenden Ulcus) ein gramnegatives Bakterium, **CAMPYLOBACTER** (oder **Heliobacter**) **PYLORI**, isolieren können.*
Die neuen Ulcustherapien tragen dem Rechnung.

68) Ein Patient klagt über Dysphagie nach dem Essen, Drang zum nachtrinken, Regurgitation anfangs nur nach dem Essen, jetzt auch spontan im Liegen.

Welche Verdachtsdiagnose stellen Sie?

Antwort:

☒ Eine Hiatushernie.

Eine **HIATUSHERNIE** ist, wie der Name sagt, eine **Hernie**, d. h. eine Verlagerung von Strukturen des Abdomens durch eine Muskellücke nach außerhalb. Diese Muskellücke liegt hier im **Zwerchfell** (*bei der „normalen" Hernie liegt die Muskellücke in der Bauchwandmuskulatur*).

Der **HIATUS** (*Tor*) ist eine physiologische Lücke im Zwerchfell, durch die normalerweise der **Ösophagus** hindurchtritt.

Man unterscheidet 2 Formen der Hiatushernien:

❶ die normale **GLEITHERNIE**.
Hier ist die Befestigung des Ösophagus am Zwerchfell (*Laimer'sche Membran*) insuffizient geworden.

🕮 **siehe Amtsarztfragen VERDAUUNGSORGANE VORKLINIK**

❷ die **PARAÖSOPHAGEALE HERNIE**.
Hier befindet sich der Ösophagus noch an seinem angestammten Platz, aber der Magen stülpt sich nach oben in den Thoraxraum vor.

Die Folgen beider Hernien kann man in 2 Punkten zusammenfassen:

- Der Magen rutscht nach oben.
  Das passiert besonders gerne bei sehr **vollen Magen** (*erinnern Sie sich: der Fundus, der Teil, der dem Zwerchfell anliegt, hat überwiegend eine Speicherfunktion*), beim **Bücken** oder im **Liegen**.

- Der **Kardiasphincter** schließt nicht mehr richtig. Dadurch kommt es zum **Sodbrennen**.

Patienten mit **HIATUSHERNIE** sind in der Regel über 50.

Sie klagen über

- **Sodbrennen,**
- allgemeine **Verdauungsprobleme**, wie
  - Blähungen,
  - Magendruck nach dem Essen (*auch schon bei kleineren Mahlzeiten*) und
  - eventuell auch Herzstechen nach dem Essen.

Das Herzstechen geht meist mit einer großen Hernie einher (*z. B. der paraösophagealen Hernie*); hier wird die diastolische Füllung des Herzens durch den Magen behindert.
Die Patienten **trinken** (*freiwillig*) zum Essen viel kohlensäurehaltiges Mineralwasser; *das **Aufstoßen** ist zwar nicht sehr fein, aber es vermindert den Magendruck.*
Erst bei ganz großen Hernien tritt eine **Dysphagie** durch Kompression des Ösophagus statt.

Diese unklaren Beschwerden werden am besten **ENDOSKOPISCH** abgeklärt.

Eine befriedigende Therapie gibt es nicht; die Patienten gewöhnen sich am besten dran, kleine Mahlzeiten zu sich zu nehmen.

Das Gute an der Erkrankung: entgegen den Befürchtungen der Patienten entwickelt sich aus der Gleithernie **kein Krebs**.

69) Ein Patient klagt über brennende Oberbauchschmerzen einige Zeit nach dem Essen, besonders nachts, die sich auf Nahrungsaufnahme bessern.

Was vermuten Sie?

A) Ulcus ventriculi
B) Ulcus duodeni
C) Gallenkolik
D) Hiatushernie
E) Cholestase

Antwort:

☒ Lösung B.

Ein klassischer Fall; *der Patient hat das Lehrbuch der Differentialdiagnose gelesen. Leider ist die Diagnose in der Praxis nicht so einfach; Oberbauchschmerzen, ob vor, während oder nach dem Essen können durch vielerlei Ursachen hervorgerufen werden. Bei Oberbauchbeschwerden macht man deshalb immer eine Gastroskopie.*

Bei der chronischen Ulcuskrankheit kann man (*wenn auch mit geringer Trefferquote*) folgende anamnestische Zuordnungen treffen:

Ⓐ ● Schmerzen, die sich während des Essen verschlimmern und tags stärker sind als nachts besteht der Verdacht auf ein
➠ **ULCUS VENTRICULI**.

Ⓑ ● Schmerzen, die im nüchternen Zustand, und damit nachts, schlimmer sind, und die sich auf Nahrungsaufnahme besser, lassen den Verdacht auf ein
➠ **ULCUS DUODENI** erheben.

Zur Erklärung argumentiert man so: wenn man davon ausgeht, daß eine Vermehrung der Magensäure den Schmerz hervorruft, ist es logisch,

- daß, beim Essen mehr Magensäure produziert wird und ein Schmerz im Magen (*beim Magenulcus*) verstärkt wird.
- daß ein Schmerz im Duodenum dann gelindert wird, wenn eine Anregung der alkalischen Verdauungssäfte (*durch Nahrungsaufnahme*) erfolgt.

Deshalb argumentierte man früher, daß ein Duodenalulcus mit dem sog. Nüchternschmerz einhergeht, ein Magenulcus mit dem Schmerz bei Nahrungsaufnahme.
Heute weiß man, daß ein Ulcus erst durch „Zusammenarbeit" von Magensäure und Duodenalsekret entsteht; die pathophysiologischen Zusammenhänge sind komplizierter.

Ⓒ Eine **GALLENKOLIK** ist gekennzeichnet durch einen wellenförmigen Schmerz, der meist nach einer fettreichen Mahlzeit einsetzt. Das Auf- und Abschwellen des Schmerzes läßt sich eigentlich nicht mit dem Dauerschmerz des Ulcus verwechseln.

🕮 **siehe Frage # 28**

Ⓓ Die **HIATUSHERNIE** ist gekennzeichnet durch Druck im Magenareal nach den Mahlzeiten, nicht durch einen Schmerz.

🕮 **siehe Frage # 68 und #9**

Ⓔ Eine reine **CHOLESTASE**, ohne Kolik (*eine intrahepatische Cholestase z. B.*) schmerzt überhaupt nicht ...

➠ sie juckt.

🕮 **siehe Frage # 45.**

70) Ein Patient kommt in stark reduziertem Allgemeinzustand. Er klagt über akut aufgetretenen stärkste krampfartige, wellenförmig auftretende Schmerzen, galliges Erbrechen, Stuhl- und Windverhalt.

An welches Krankheitsbild denken Sie?

Was tun Sie?

Antwort:

☒ Einen Ileus;
☒ notfallmäßiger Transport in die Klinik.

Ein Patient, der akut stärkste Schmerzen hat, gehört sowieso nicht in heilpraktische Behandlung. Ihr Aufgabengebiet sind die primär chronischen Erkrankungen und die Regulationsstörungen.

- Der stark **reduzierte Allgemeinzustand** weist auf eine **ernste** Erkrankung hin.
- Die **wellenförmigen Schmerzen** lassen eine akute Überdehnung eines Hohlorgans vermuten, und, da gleichzeitig ein Stuhl- und Windverhalt vorliegt, ist wohl der **DARM** betroffen.

Bei einer Gallen- oder Ureterkolik könnte zwar immer noch ein paralytischer Ileus vorliegen;
☞ es kommt aber normalerweise nicht zu einem galligen Erbrechen.

Über die Ursache des Ileus kann man nur Vermutungen anstellen:

- da der Darm noch arbeitet (*Koliken*!) muß es sich wohl um einen **MECHANISCHEN ILEUS** handeln.

Wenn die Vorgeschichte des Patienten nicht besonders auffällig ist, kann es sich um einen **BRIDEN-ILEUS** handeln. Denken Sie dran: ein Briden-Ileus kann sich noch bis zu 5 Jahre nach einer (*ganz normal verlaufenen*) **Operation** ausbilden!

71) Welche Aussage/n ist/sind richtig?

Als Ursachen von Ösophagusvarizen kommen in Frage:

a) Darm-Ca
b) Magenulcus
c) Leberzirrhose
d) Divertikulose
e) Ascites

A) Nur Aussagen a und b sind richtig.
B) Nur Aussagen c und e sind richtig.
C) Nur Aussagen b, c und e sind richtig.
D) Nur Aussagen a, c und d sind richtig.
E) Nur Aussage c ist richtig.

Antwort:

☒ Lösung E.

ÖSOPHAGUSVARIZEN sind ein **Zeichen eines portalen Hochdrucks**.

Ich nehme an, die 2 anderen Umgehungskreisläufe wissen Sie noch: den

- ***Hämorrhoidalplexus** und das*
- ***Caput medusae**.*

Der Pfortaderhochdruck kann

1. prähepatisch
2. intrahepatisch
3. oder posthepatisch entstehen.

siehe Frage # 5.

❶ Ein Beispiel für eine **PRÄHEPATISCHE URSACHE** („*prä-*“ *ist wieder in Richtung des Blutstroms zu sehen*) ist

- die **Pfortaderthrombose** bei der langjährigen Einnahme der Pille, oder
- bei einer Polyzythämie oder auch
- bei der chronischen **Pankreatitis** oder
- dem **Pankreaskopfkarzinom**.

❷ Beispiele für eine **INTRAHEPATISCHE URSACHE** des Pfortaderhochdrucks sind

ⓒ
- die **Leberzirrhose**,
- die massive **Fettleber** oder
- **Leukämien** mit starker Infiltration der Portalfelder.

❸ Beispiele für eine **POSTHEPATISCHE URSACHE** des Pfortaderhochdrucks sind z. B.

- eine **Perikarditis** oder
- **Tumore**, die die Lebervenen abdrücken.

ⓐ Ein **DARM- CA** macht sich durch **BLUT** im Stuhl bemerkbar.

ⓑ Ein **MAGENULCUS** schmerzt und kann ebenfalls **bluten**.

ⓓ Die **DIVERTIKULOSE** macht sich durch Verstopfung im Wechsel mit Durchfall bemerkbar; sie kann auch zu einer **BLUTBEIMENGUNG** im Stuhl führen.

ⓔ Ein **ASCITES** ist meist das Endstadium einer chronischen Lebererkrankung. Ein Ascites kommt zeitlich nach einer Ausbildung von Umgehungskreisläufen (*Ösophagusvarizen*).

72) Welche Aussage/n ist/sind richtig?

Das erbrochene Blut bei Magenblutungen kann folgendermaßen aussehen:

a) hellrot und schaumig
b) dunkelrot
c) kaffeesatzartig
d) schwarz
e) Blutkoagel

A) Alle Aussagen sind richtig.
B) Nur Aussagen b und c sind richtig.
C) Nur Aussagen c, d und e sind richtig.
D) Nur Aussagen a, b, c und e sind richtig.
E) Nur Aussagen c und d sind richtig.

Antwort:

☒ Lösung B.

Bei einer **MAGENBLUTUNG**

- kann das Blut entweder „seinen natürlichen Gang" gehen oder
- es kann, bei einer starken Blutung, **erbrochen** werden.

ⓑ Wenn die **BLUTUNG SEHR STARK** ist, z. B. bei einem hochsitzenden **Magenkarzinom** wird das Blut, ähnlich wie bei den Ösophagusvarizen, im Schwall erbrochen und ist **DUNKELROT**.

ⓒ Wenn das **BLUT** erst in den **MAGEN** hinein läuft, so daß das Blut mit **MAGENSÄURE** in Kontakt kommt, verklumpt das Blut und das darin enthaltene Eisen färbt das Blut schwarz.

☞ Das erbrochene Blut sieht **KAFFEESATZARTIG** aus.

ⓓ Eine gleichmäßige **SCHWARZFÄRBUNG** tritt nur beim **STUHL** auf.

Die Darmbakterien fressen die eiweißhaltigen Blutbestandteile auf; so daß keine Klümpchen entstehen (*wie beim „Kaffeesatz"*); das übrig gebliebenen **Eisen** sorgt für die Schwarzfärbung.

☞ Ein normal geformter Stuhlgang, der schwarz aussieht, weist eher auf **Eisentabletten** hin; der echte Teerstuhl, der aufgrund einer **Blutung** im oberen Gastrointestinaltrakt entsteht, ist ein schwarzer, zäher **Durchfall**.

siehe Frage # 36

☞ Bei einer kräftigen Blutung kann auch schon mal unverdautes Blut im Stuhl auftauchen (*positiver* ***Hämocculttest***).

ⓔ **BLUTKOAGEL** tauchen dann auf, wenn das Blut ungehindert gerinnen kann; also eigentlich nur bei einer Blutung nach außen, in die Bauchhöhle oder bei einem echten Hämatom im Gewebe (*bei Knochenbrüchen z. B.*).

ⓐ Natürlich, **HELLROTES, SCHAUMIGES BLUT** muß aus der **LUNGE** stammen. Der Schaum entsteht einfach durch die Luft, die sich in den Bronchien befindet.

73) Welche Aussage ist richtig?

Bei einer Hämorrhoidalblutung erscheint das Blut ...

A) schwarz im Kot.
B) schleimig rot auf dem Kot.
C) Blut mit Kot durchmengt.
D) kaffeesatzartig.
E) als Blutstuhl.

Antwort:

☒ Lösung B.

Eine **BLUTUNG AUS DEM HÄMORRHOIDALPLEXUS** entsteht meistens, wenn harte Kotmassen die hypertrophen Venen bei der Stuhlpassage aufreißen.

Ⓑ Daraus ergibt sich, daß das Blut **HELLROT** auf der Kotsäule **AUFGELAGERT** ist. Zusätzlich sind meistens noch Schleimfetzen dabei; bei einer Störung des Magen-Darm-Trakts (*Polypen, Karzinome, Entzündungen*) wird die Schleimproduktion des Epithels angekurbelt.

Ⓐ Eine **SCHWARZFÄRBUNG** gibt's nur dann, wenn das Blut **VERDAUT** worden ist, und das Eisen aus dem Hämoglobin freigesetzt wurde. Das Verdauen und Freisetzen besorgen unsere Darmbakterien; aber auch sie brauchen Zeit dazu.

☞ Bei Blutungen aus dem oberen Gastrointestinaltrakt ist die Zeit vorhanden, bei distalen Blutungen (*Sigma, Rektum*) erscheint das Blut unverdaut und rot.

Ⓒ Je weiter distal die Blutung erfolgt ist, desto eher ist das Blut auf der Kotsäule **AUFGELAGERT**.

☞ Proximale Blutungen (*Colon transversum z. B.*) führen zu einem Stuhl, bei dem das Blut mit Kot vermischt ist.

Ⓓ Eine **KAFFEESATZARTIGE BLUTUNG** gibt's nur, wenn das Blut mit Säure in Kontakt gekommen ist, aber noch nicht verdaut wurde

➠ also nur im **MAGEN**.

Ⓔ Ein reiner **BLUTSTUHL**, also ein Stuhl, der aus Blut (*meistens noch mit Schleim und Eiter gemischt*) besteht, kommt bei der **COLITIS ULCEROSA** vor. Bei der hämorrhagischen Proktokolitis, der gutartigsten Verlaufsform der Colitis ulcerosa, kommt es im Schub zu gehäuften Entleerungen von Blutstuhl, die unabhängig vom normalen Stuhlgang stattfinden.

74) Ein junger Alkoholiker klagt über diffuse Beschwerden im Oberbauch.

Welche Laborwerte lassen Sie untersuchen?

Nennen Sie mindestens 3 Stück!

GOT Amylase

γ-GT Lipase

GPT

Antwort:

☒ GOT, GPT, γ-GT, Lipase, Amylase.

Oberbauchbeschwerden beim Alkoholiker sind natürlich alles andere als ein spezifisches Syndrom.

☞Trotzdem darf das Grundübel, der Alkoholismus, nicht dazu führen, daß Sie die Beschwerden nicht ernst nehmen.

Stellen Sie sich vor, Sie bekämen als Ergebnis eine Erhöhung der GOT und Normwerte für die übrigen Parameter!

☞*Ja, auch ein Herzinfarkt kann sich hinter einer Oberbauchsymptomatik verbergen!*

In erster Linie wird man aber abklären müssen/wollen, ob es sich

- um eine Schädigung der **LEBER**, bzw.
- um eine **PANKREATITIS** handelt.

- Bei der **LEBERPARENCHYMSCHÄDIGUNG** sind die Transaminasen **GOT** und **GPT** erhöht. Die Parenchymschädigung kann
  - von einer flotten Feier (***Alkoholexzess***),
  - von einer **Leberzirrhose**,
  - von einer alkoholischen **Fettleber** oder
  - von einer Alkohol-**Hepatitis** herrühren.

Ferner ist auch nicht zu vergessen, daß Alkohol einen Spasmus der glatten Muskulatur hervorrufen kann; das kann schon einmal zu einer akuten **Cholestase** führen.

- Die γ-**GT** ist in diesem Zusammenhang eigentlich ein recht unspezifisches Enzym. Da sie membranständig ist, steigt sie sehr schnell und leicht an; sie zeigt quasi nur an, daß etwas mit der **Leber** oder dem **ableitenden Gallensystem** nicht in Ordnung ist.

☞ Im Fall einer Abstinzenzkontrolle ist die γ-GT mit Einschränkungen einzusetzen, und nur sofern die Werte unter der Therapie schon mal in den Normbereich abgesunken waren.

- Bei der **PANKREATITIS** sind die **PANKREASENZYME** im Blut erhöht. Diejenigen Enzyme, die am einfachsten zu bestimmen sind, sind die

  - **AMYLASE** und die
  - **LIPASE**.

  Bei Pankreasaffektionen sind die Enzyme **immer** erhöht; sie erlauben nur keine Prognose hinsichtlich des Schweregrads der Erkrankung.

☞ Deshalb: bei einer Pankreatitis muß der Patient immer in die **KLINIK**, da sonst die Gefahr besteht, daß er sehr schnell in einen **SCHOCKZUSTAND** abgleitet.

- Eine weitere Möglichkeit, die Oberbauchbeschwerden zu erklären, wäre die alkoholische **GASTRITIS**. Hier gibt es allerdings keine spezifischen Laborparameter.

75) Auf welche Grunderkrankung weist Ascites hin?

Antwort:

☒ Ascites weist auf einen Pfortaderhochdruck hin.

Wenn Sie bei dieser Frage „Leberfunktionsstörung" hingeschrieben haben, ist das nicht genug. Sie sollten sich dann einen gutmütigen Amtsarzt zulegen.

ASCITES ist ein **Symptom einer Grundkrankheit**, das sich, wie alle Ödeme aus einer **venösen Insuffizienz** erklärt.

Diejenige Vene, die den Bauchraum drainiert, ist nun mal die **PFORTADER**, und die schafft's hier nicht mehr.

Da man der Pfortader schlecht Kompressionstrümpfe verpassen kann, ist Ascites meist ein **präfinales** Syndrom.

Möglich Ursachen eines Ascites:

- am häufigsten sind **BÖSARTIGE TUMORE** oder **METASTASEN**, die eine regelrechte Blutzirkulation nicht mehr erlauben.
- selbstverständlich spielt auch die **LEBERZIRRHOSE** eine Rolle.
- Aber nicht vergessen: auch die **RECHTSHERZINSUFFIZIENZ** oder die **PERIKARDITIS KONSTRIKTIVA** kann einen Pfortaderhochdruck (*und damit einen Ascites*) verursachen.
- Dann gibt's noch als Ursache die **Pfortaderthrombosen**, die **PANKREATITIS**, **Infektionen** oder sogar als Begleitreaktionen bei **Kollagenosen**.

Sie sehen, die Antwort „Leberzirrhose" war nur ein Teil des Kuchens.

76) Welche Symptome lassen Sie an das Vorliegen eines Magenkarzinoms denken?

Nennen Sie mindestens 4 Symptome/Befunde!

Antwort:

☒ Oberbauchbeschwerden,
☒ Hämatemesis,
☒ Ekel vor Fleisch,
☒ Virchow'sche Drüse.

Wie alle Karzinome, so verursacht auch das Magenkarzinom **keine** deutlichen Symptome.

☞ Man sollte alle Magenkranken in regelmäßigen Abständen (*2 mal im Jahr*) zur **Gastroskopie** schicken.

📖 **siehe Frage # 41**

- Oft fängt die Symptomatik des Magenkarzinoms damit an, daß man auf einmal seinen Magen **spürt**. Es handelt sich nicht um ein schmerzhaftes Geschehen, man merkt nur, *daß da etwas ist.*
- Oder es kann sich plötzlich eine atypische **ULCUSSYMPTOMATIK** entwickeln (*Schmerzen, die resistent gegen medikamentöse Behandlung sind, starke Blutungen*).
- Die Patienten fühlen sich **leistungsgemindert**, ohne eigentlich sagen zu können, warum.
- Viele leiden unter **APPETITLOSIGKEIT** oder zeigen auf einmal einen (*sonst unbekannten*) **WIDERWILLEN GEGEN FLEISCH**.
- Es kann zu vermehrtem **Aufstoßen** oder zu **Erbrechen** kommen (*Erbrechen im höheren Alter ist immer verdächtig*!).
- Später kommt es zu einer **GEWICHTSABNAHME** und zum **Teerstuhl**, bzw. zu **Blut im Stuhl**.

Bei der Untersuchung sollten Sie

- auf einen eventuell **palpierbaren Tumor** achten,
- auf eine **vergrößerte Leber** (*Metastasen?*) und
- auf die **VIRCHOW-DRÜSE**.

☞ Die **VIRCHOW-DRÜSE** ist ein schmerzlos vergrößerter supraclaviculärer Lymphknoten auf der linken Seite, der auf ein Magen- oder Ösophaguskarzinom hinweist.

📖 **siehe Amtsarztfragen IMMUNOLOGIE**

*Zur Sicherung der Diagnose muß unbedingt eine **GASTROSKOPIE** durchgeführt werden!*

77) Ordnen Sie zu:

1) mechanischer Ileus
2) paralytischer Ileus

a) klingende Darmgeräusche
b) akute Symptomatik
c) Ureterkolik
d) Endotoxinschock
e) Urämie
f) Kolonkarzinom

Es können auch Mehrfachzuordnungen getroffen werden.

Antwort:

☒ 1 - a, b, d, f
☒ 2 - b, c, d, e

Ein **ILEUS** ist eine **Störung der Darmperistaltik**.

ⓑ Ein **ILEUS** ist immer ein **AKUTES EREIGNIS**, das mit heftigen **Bauchschmerzen** einhergeht.
☞ Es ist eine Frage der Zeit, wann sich das Vollbild des **AKUTEN ABDOMENS** daraus entwickelt. Durch die **verminderte Darmperistaltik** vermehren sich die Bakterien und produzieren **Gase**. Es kommt zum **Meteorismus** und man sieht ein **aufgetriebenes Abdomen**.

ⓓ Wenn die Sache lange genug anhält, werden die **bakteriellen Toxine** und auch die **Bakterien** selbst **RESORBIERT**. Da die Abwehr des Körpers primär nicht geschädigt ist, wird den eindringenden (*gram-negativen*) Keimen sofort der Garaus gemacht - aber dadurch wird **ENDOTOXIN** frei.
🕮 **siehe Amtsarztfragen MIKROBIOLOGIE**

Bei genügender Ausprägung kann der Patient in einen **ENDOTOXINSCHOCK** fallen.

- Der **MECHANISCHE ILEUS** entsteht durch eine mechanische Verlegung des Darmlumens z. B. durch ein

ⓕ
  - **KARZINOM**. Andere Ursachen wären
  - **Würmer**,
  - **Briden** (*Verwachsungen nach Operationen*),
  - perforierte **Gallensteine** oder
  - **Polypen**.

ⓐ Man diagnostiziert einen mechanischen Ileus durch die **KLINGENDEN DARMGERÄUSCHE**, die wegen der Hyperperistaltik vor der Stenose hörbar sind.

- Der **PARALYTISCHE ILEUS** kann durch
    - Durchblutungsstörungen entstehen,
    - ⓔ durch eine **Acidose** (*Urämie*) oder **Alkalose**,
    - ⓒ reflektorisch bei einer **Ureter**- oder **Gallenkolik**, oder
    - septisch-reflektorisch bei einer **Pleuritis** oder **Meningitis**.

siehe Frage # 46, #43, #18.

Bei der Untersuchung fällt das Fehlen jeglicher Darmgeräusche, die

- **TOTENSTILLE DES ABDOMENS**, auf.

78) Ein Patient kommt mit rezidivierenden Schmerzen im Oberbauch, nach rechts ausstrahlend. Es liegt ein Nüchternschmerz vor.

Welche Aussage ist richtig?

Es handelt sich am ehesten um ...

A) ein Magenkarzinom.
B) eine Cholangiitis.
C) eine Cholezystitis.
D) eine Pankreatitis.
E) ein Ulcus duodeni.

Antwort:

☒ Lösung E.

Ⓔ Wenn man davon ausgeht, daß der **Schmerz** bei Ulcera durch eine **Überproduktion von Magensäure** verursacht wird, kann man Folgendes postulieren:

- Der **NÜCHTERNSCHMERZ** wird hervorgerufen durch eine **erhöhte basale Magensäuresekretion**. Sie kann dann durch Essen neutralisiert werden, falls der Essensreiz eine **alkalische Sekretion** zur Folge hat, die die „Säurebasis" neutralisiert. Das kann nur im **DUODENUM** der Fall sein (*das Duodenalsekret und das Pankreassekret sind alkalisch*).

- Beim **MAGENULCUS** ist es umgekehrt: wenn der Patient ißt, kommt es durch den **Essensreiz** zu einer **vermehrten Säuresekretion** und jetzt zwickt das Ulcus wieder.

☞ Der Hinweis „strahlt nach rechts aus" deutet auch mehr auf das Duodenum als auf den Magen hin.

Ⓐ Ein **MAGENKARZINOM** macht sich eigentlich gar nicht bemerkbar; erst durch seine Komplikationen, wie **Blutungen, Völlegefühl, Erbrechen** und die **VIRCHOW'SCHE DRÜSE**.
siehe Frage # 76

Ⓑ Eine **CHOLANGIITIS**, eine Gallenwegsentzündung, macht sich in der Hauptsache durch eine **CHOLESTASE** bemerkbar (*Erhöhung des direkten Bilirubins, Juckreiz*).
Vom Schmerztyp her klagt der Patient eher über einen dumpf-drückenden Schmerz im rechten Oberbauch.
☞ Wenn es sich um eine eitrige Cholangiitis handelt, kann sogar eine **Sepsis** resultieren!

Ⓒ Eine **CHOLEZYSTITIS**, eine Gallenblasenentzündung, ist auch nicht sehr angenehm.
Im typischen Fall fängt der Schmerz im rechten Oberbauch an und zieht sich im Rücken hoch bis zwischen die **Schulterblätter** (*bzw. die Spitze des rechten Schulterblatts*).
Die Schmerzausprägung ist unterschiedlich; es kann bis zum **AKUTEN ABDOMEN** gehen.

Ⓓ Die **PANKREATITIS** ist gekennzeichnet durch einen dumpfen, **gürtelförmigen** Schmerz im Oberbauch, der über Stunden hin zunimmt

Die Patienten weisen eine **elastische Bauchdeckenspannung** auf (*den **Gummibauch***), erbrechen und können **SCHOCK**-symptome aufweisen.

siehe Frage # 66, #53, #47, #11

79) Ordnen Sie zu:

❶	Verschlußikterus	**A)**	salbenartig-grau gefärbter Stuhl
❷	Fettverdauungstörung	**B)**	Blutauflage
❸	Ösophagusvarizen	**C)**	Teerstuhl
❹	Mastdarm-Ca	**D)**	acholischer Stuhl, lehmfarben

Antwort:

- ☒ 1 -D
- ☒ 2 -A
- ☒ 3 - C
- ☒ 4 - B

❶ Der **VERSCHLUSSIKTERUS** geht mit einem **ENTFÄRBTEN STUHL** und einem **ENTFÄRBTEN URIN** einher.

Wissen sie noch den Grund?

Das **Bilirubin** in der Galle wird durch die Darmbakterien in **Urobilinogen** umgewandelt. Urobilinogen färbt den Stuhl **braun**. Der größte Teil des Urobilinogens wird über den Stuhl ausgeschieden; ein kleiner Teil jedoch wird wieder resorbiert. Davon wird der größte Teil von der **Leber** rausgefischt und via Gallenflüssigkeit wieder auf die Reise geschickt (***enterohepatischer Kreislauf***), der kleinere Teil wird über die **Niere** ausgeschieden und sorgt für eine **Gelbfärbung** des Urins.

Bei einem **VERSCHLUSSIKTERUS** gelangt **kein Bilirubin** in den Darm, demzufolge wird **kein Urobilinogen** gebildet - die Stuhlfarbe wandelt sich ins **beige-lehmfarbene**. Zusätzlich **entfärbt** sich der **Urin**.

siehe Amtsarztfragen VERDAUUNGSORGANE VORKLINIK

Manches ist doch logisch in der Medizin.

❷ Der **FETTSTUHL** entsteht dann, wenn entweder **keine Gallensäuren** zur Emulgierung der Fette zur Verfügung standen oder, häufiger, wenn die **PANKREASLIPASE** ausfällt.

Fettstuhl ist ein Synonym für **MALDIGESTION**, da meistens nicht nur Fette nicht verdaut worden sind, sondern auch die restlichen Nahrungsbestandteile nicht, bzw. mangelhaft verdaut vorliegen.

Der Fettstuhl ist ein Durchfall, der fettig glänzt, der meist unverdaute Nahrungsbestandteile enthält und der relativ streng riecht.

❸ Eine starke Blutung von **ÖSOPHAGUSVARIZEN**, die den „natürlichen Weg" nimmt, führt zum **TEER-STUHL.** Der Teerstuhl ist ein schwarzer Durchfall, der verdaute Blutbestandteile enthält. Die Schwarzfärbung ist an das freie **EISEN** gebunden.

📖 **siehe Frage # 72**

❹ Das Blut eines **REKTUM-** oder **MASTDARM-KARZINOMS** kann von den Bakterien nicht mehr zersetzt werden, weil die Passagezeit zu kurz ist. Das Blut **liegt** meistens der Kotsäule deutlich **auf**.

☞ Differentialdiagnose: Hämorrhoiden!

80) Welche Aussage ist falsch?

Eine Erhöhung der γ-GT kann auf folgende Erkrankungen hinweisen:

A) Gallengangsverschluß
B) akuter Leberzellschaden
C) Colitis ulcerosa
D) Alkoholabusus
E) Leberkarzinom

Antwort:

☒ Lösung C.

Die **γ-GT** im Serum stammt fast ausschließlich aus der **LEBER** und den ableitenden **GALLENWEGEN**.

Die γ-**GT** hilft, Aminosäuren durch Membranen zu transportieren; da sie **MEMBRANSTÄNDIG** ist, steigt sie bei Zellschädigungen relativ rasch an.

Die γ-**GT** ist erhöht bei

- **MEMBRANSCHÄDIGUNGEN** der Leberzelle:

Ⓑ ❍ Medikamente,
❍ Rechtsherzinsuffizienz oder
Ⓐ ❍ Cholestase.

- gesteigertem Leberstoffwechsel:

❍ nach Intoxikationen,
Ⓔ ❍ bei Lebertumoren,
Ⓓ ❍ nach Alkoholabusus und
Ⓑ ❍ Medikamenten.

Ⓒ Die **COLITIS ULCEROSA** ist eine Darmerkrankung, die die Leber **nicht** angreift.

81) Welche Aussage/n zum M. Crohn ist/sind richtig?

a) Die genaue Ursache ist noch unbekannt.
b) Es handelt sich um eine Infektion mit Campylobacter jejuni.
c) Die Primärlokalisation ist im Ösophagus.
d) Es tritt das Pflastersteinrelief auf.
e) Es können Stenosen entstehen.

A) Alle Aussagen sind richtig.
B) Nur Aussagen a, d und e sind richtig.
C) Nur Aussagen b und e sind richtig.
D) Nur Aussagen a, c und d sind richtig.
E) Nur Aussage d ist richtig.

Antwort:

☒ Lösung B.

Der **M. CROHN** ist eine **CHRONISCH ENTZÜNDLICHE DARMERKRANKUNG.**

ⓐ Die **URSACHE** der Erkrankung ist noch **unbekannt**.
Diskutiert werden Ernährungsfehler (*hoher Zuckerkonsum*), eine Abwehrstörung und eine psychosomatische Genese. Sicher ist, daß die **Disposition vererbt** ist.

Der **M. CROHN** ist eine **TRANSMURALE ENTZÜNDUNG** des Darms, die zu multiplen

ⓔ
- **STENOSEN** und
- **FISTELN** führen kann.

ⓓ Die tiefen **ULCERA** führen zu dem sog. **PFLASTERSTEINRELIEF** der Schleimhaut: die Schleimhaut sieht aus wie Kopfsteinpflaster. Die Ulcera entsprechen den Lücken zwischen den „Steinen", die Steine entsprechen der normalen Schleimhaut.

ⓒ Im klassischen Fall beginnt der **M. CROHN** im **TERMINALEN ILEUM**; deshalb heißt die Erkrankung auch **ILEITIS TERMINALIS**.

Die Symptome gleichen denen einer **APPENDICITIS**, wobei, als Unterschied zur Appendicitis, das entzündete und geschwollenen Ileum als **walzenförmiger Tumor im** rechten Unterbauch tastbar ist. Der entzündete Appendix ist nie tastbar.

Wichtig ist noch, daß beim **M. CROHN** oft **EXTRAINTESTINALE SYMPTOME** auftreten, wie Pankreatitis, Cholangiitis, Lebergranulome, Hautinfektionen, Augen- und Gelenksymptome.
siehe Frage # 50.

ⓑ Eine Infektion mit **CAMPYLOBACTER JEJUNI** führt zu einer
ENTERITIS INFEKTIOSA - *zu Durchfällen.*
*Der Keim **Campylobacter pylori** hat seinen Sitz im Magen: Magenulcera, Magenkarzinom, Gastritis etc.*

82) Welche Aussage ist richtig?

Ein Karzinom tritt am seltensten auf im ...

A) Magen
B) Kolon
C) Duodenum
D) Pankreas
E) Ösophagus

Antwort:

☒ Lösung C.

☞ **KARZINOME** treten dort am seltensten auf, wo die rasanteste **ZELLMAUSERUNG** stattfindet.

Ⓒ Im **DUODENUM** ist die **Zellteilungsrate** zwar enorm hoch, d. h. es passieren bestimmt genügend „Fehler" bei der Replikation, da aber die **Überlebensdauer** der einzelnen Zelle ebenfalls sehr kurz ist (*3 bis 6 Tage*), kommt es garantiert nicht zu einem Tumor. Krebszellen, die im Duodenum entstehen haben keine Zeit, um einen entsprechenden Knoten zu bilden oder gar um Metastasen zu setzen; sie werden einfach verdaut.

Ⓐ Das **MAGENKARZINOM** ist zwar in der Inzidenz rückläufig, aber noch lange nicht ausgerottet.
Beim Magenkarzinom diskutiert man einen Zusammenhang mit sehr salzigen, heißen Speisen; Vitamin C übt eine Schutzwirkung aus.
☺ Das einzig Gute: beim Magenkarzinom gibt es das sog. **MAGEN-FRÜHKARZINOM**, ein Karzinom, das noch auf die **Mukosa** beschränkt bleibt. Das Magenfrühkarzinom ist **HEILBAR**, wenn es rechtzeitig entdeckt wird.
Symptome des Frühkarzinoms entsprechen denen des **MAGENULCUS** - *noch ein Grund mehr, seinen Magenpatienten zur **Gastroskopie** zu schicken.*

Ⓑ Das **KOLONKARZINOM** ist ein sehr häufiges Karzinom der Industrieländer; 20 % aller Krebstodesfälle gehen auf sein Konto.
Man diskutiert einen Zusammenhang mit Ernährungfaktoren (*im wesentlichen fehlende Ballaststoffe*).

Ⓓ Auch das **PANKREASKOPFKARZINOM** ist in der Häufigkeit zunehmend.
Man diskutiert einen Zusammenhang mit Kaffee- und Nikotinkonsum.

Ⓔ Das **ÖSOPHAGUS-KARZINOM** hat die schlechteste Prognose (*noch schlechter als das Pankreaskopfkarzinom!*) und stellt etwa 10 % aller gastrointestinalen Karzinome.
Auch hier gibt es einen Zusammenhang zu scharf gewürzten, heißen Speisen, sowie zu Nikotin- und Alkoholabusus.

83) Welche Aussage/n ist/sind richtig?

Bei der Zöliakie darf man folgende Nahrungsmittel zu sich nehmen:

a) Mais
b) Reis
c) Soja
d) Toastbrot
e) Roggenbrot
f) Bananen
g) Zwieback
h) Kartoffeln

A) Alle Aussagen sind richtig.
B) Nur Aussagen a, b, c, d, e und h sind richtig,
C) Nur Aussagen a, b, c, f und h sind richtig.
D) Nur Aussagen a, c und f sind richtig.
E) Nur Aussagen b, c, f und g sind richtig.

Antwort:

☒ Lösung C

Die **ZÖLIAKIE** oder **SPRUE** ist eine **NAHRUNGSMITTELALLERGIE** gegen **Gluten**.

Es kommt zu einer Abflachung der Zotten, so daß die **resorbierende Oberfläche** des Darms sehr vermindert ist. Daraus entstehen vielfältige **Mangelsyndrome**, die meist im Anfang einer klinischen Behandlung bedürfen.

GLUTEN ist ein Eiweiß, das in **einheimischem Getreide** zu finden ist: in **Weizen**, **Roggen**, **Gerste**, **Hafer** etc.

Alle Nahrungsmittel, die Mehl enthalten, sind demzufolge verboten. Hierzu gehören:

ⓓ
- Toastbrot,

ⓔ
- Roggenbrot,

ⓖ
- Zwieback,

aber selbstverständlich auch alle anderen Brotsorten, die mit einheimischem Mehl gebacken werden. Auch Nudeln, Kekse, Kuchen und Grieß gehören dazu!

Erlaubt sind:

ⓐ
- Mais, Maisgrieß und Maismehl

ⓑ
- Reis und dessen Produkte

ⓒ
- Soja

ⓗ
- Kartoffeln und Kartoffelprodukte, sowie

ⓕ
- alle Obst- und Gemüsesorten.

84) Welche Aussage/n ist/sind richtig?

Eine Leberzirrhose kann hervorgerufen werden durch:

a) Alkoholabsus
b) hämolytische Anämie
c) Nephritis
d) Rechtsherzinsuffizienz
e) Hepatitis

A) Alle Aussagen sind richtig.
B) Nur Aussagen a, b, c und e sind richtig.
C) Nur Aussagen a und e sind richtig.
D) Nur Aussagen a, b und d sind richtig.
E) Nur Aussagen a, d und e sind richtig.

Antwort:

☒ Lösung E.

Eine **LEBERZIRRHOSE** ist ein **bindegewebiger Umbau des Leberparenchyms.**
📖 **siehe Frage # 12**

ⓐ Eine **LEBERZIRRHOSE** entsteht am häufigsten durch den **chronischen Alkoholabusus.** *Hier macht's vor allem die Regelmäßigkeit.*

ⓓ Eine **RECHTSHERZINSUFFIZIENZ** kann durch einen dauernden Blutstau zu einem bindegewebigen Umbau der Leber führen.
☞ Man nennt die Kombination von **zentraler Zyanose** der Rechtsherzinsuffizienz + **Ikterus** aufgrund der Leberzirrhose auch **GELBE ZYANOSE.**
📖 **siehe Amtsarztfragen HERZ/KREISLAUF KLINIK.**

ⓔ Auch eine **HEPATITIS** kann chronifizieren und als **chronisch aggressive** oder **chronisch persistierende** Hepatitis zu einer **LEBERZIRRHOSE** und zum **LEBERZELLKARZINOM** führen.
*Wissen sie noch, welche Hepatitis da ist? Jawohl, die **Hepatitis B, C** und die **Hepatitis D.***

ⓑ Eine **HÄMOLYTISCHE ANÄMIE** hat mit der Leber wenig zu tun.
Es kommt zwar zu einem **IKTERUS**, zu einem Anstieg des **indirekten Bilirubins,** die Leberfunktion ist dadurch aber nicht beeinträchtigt.
☞ Die einzige hepatische Komplikation, die vorkommen kann bei einer chronischen hämolytischen Anämie (*wie Thalassämie z. B.*) ist eine Zusammensetzungstörung der Gallenflüssigkeit. Dadurch kann es zu **Gallensteinen** kommen.

ⓒ Die **NEPHRITIS** hat auch mit der Leber wenig zu tun. Bei einer Nierenfunktionsstörung kommt es zu einer **Ausscheidungsstörung** und/oder zu einer **Wasserretention**, eventuell entstehen auch **Nierensteine**, die Leber läßt das jedoch kalt.

85) Welche Aussage ist richtig?

Schmerzen bei der Erkrankung der Gallenblase treten in folgender Körperregion auf:

A) Schulter
B) rechte Lendenregion
C) linke Lendenregion
D) linker Oberbauch
E) im Iliosacralgelenk

Antwort:

☒ Lösung A.

Ⓐ Der Schmerz bei **CHOLEZYSTITIS** projeziert sich außer in den **RECHTEN OBERBAUCH** zusätzlich in den Rücken in die **RECHTE SCHULTER**.

☞ Es handelt sich bei dieser Schmerzaustrahlung um eine Beteiligung der **HEAD'SCHEN ZONEN**.

*Die Head'schen Zonen sind **Hautzonen**, die einem inneren Organ zugeordnet werden können. Veränderungen der inneren Organe sind an den entsprechenden Hautzonen abzulesen. Umgekehrt kann man die Funktion der inneren Organe durch Manipulationen an den Hautzonen beeinflussen (Neuraltherapie, Massagen, Temperaturanwendungen etc.)*

siehe Amtsarztfragen NERVENSYSTEM VORKLINIK

Ⓑ ● Bauchschmerz mit Ausstrahlung in die **rechte Lende** deutet eher auf eine **Nierengeschichte** hin, genauso wird man bei

Ⓒ ● einer Ausstrahlung in die **linke Lende** die **linke Niere** verdächtigen.

Ⓓ ● Der **linke Oberbauch** gehört in der Hauptsache dem **Magen**.

Ⓔ ● Das **Iliosacralgelenk** kann bei **Wirbelsäulenveränderungen** oder bei orthopädischen Veränderungen am **Bein** betroffen sein.

86) Ordnen Sie zu:

❶	Kolon-Karzinom	**a)**	20 x am Tag schleimigblutige Druchfälle
❷	Colitis ulcerosa	**b)**	abwechselnd Verstopfung und Durchfall
❸	irritables Kolon	**c)**	dunkler Stuhl
❹	Divertikulitis	**d)**	Fieber, Tenesmen, Abwehrspannung
❺	Ulcus ventriculi	**e)**	Schafskotstuhl

Antwort:

☒ 1 -b ☒ 2 - a ☒ 3 - e ☒ 4 - d ☒ 5 - c

Wenn man's weiß, ist's gar nicht so schwer.

❶ **LEITSYMPTOM** beim **KOLONKARZINOM** ist eine Veränderung der Stuhlgewohnheiten, besonders ein **WECHSEL ZWISCHEN VERSTOPFUNG UND DURCHFALL.**

Die **Verstopfung** entsteht durch die mechanische Stenosierung des Darmrohrs durch den Tumor. Durch die Behinderung der Darmpassage haben die Darmbakterien jetzt wieder genügend Zeit, den Darminhalt zu zersetzen - solange, bis er fast flüssig ist und wieder an der Stenose vorbei transportiert werden kann. Jetzt kommt es zu einem sehr „**imperativen**" Stuhlgang.

❷ Die **COLITIS ULCEROSA** ist eine chronisch-entzündliche Darmerkrankung, die sich hauptsächlich im **KOLON** abspielt.

Man unterscheidet 3 Verlaufsformen:

- die **HÄMORRHAGISCHE PROKTOKOLITIS.**
  Sie ist im Schub gekennzeichnet durch häufige Entleerungen von **BLUTSTUHL** (*Blut und Eiter gemischt*), unabhängig vom normalen Stuhlgang.
  Die Proktokolitis beschränkt sich auf das **distale Kolon** und das **Rektum** und hat die **beste Prognose.**
- die **CHRONISCH-REZIDIVIERENDE KOLITIS.**
  Sie befällt das **gesamte Kolon** und zeigt einen rezidivierenden Verlauf mit unterschiedlich schweren Schüben.
- das **TOXISCHE MEGACOLON.**
  Das toxische Megacolon ist eine **LEBENSBEDROHLICHE KOMPLIKATION.**
  Nach einer Röntgenuntersuchung oder nach Medikamentengabe kommt es innerhalb von Stunden bis Tagen zu einem **paralytischen Kolon-Ileus.** *Was das bedeutet, wissen Sie inzwischen.*

Die Colitis ulcerosa ist eine Entzündung, die auf die **MUKOSA** beschränkt ist.
Die typische Lokalisation ist das **DISTALE KOLON.**
Bei der Colitis ulcerosa sieht man im endoskopischen Bild sog. **PSEUDOPOLYPEN.** Die Pseudopolypen sind die Reste der intakten Schleimhaut; die Ulcera sind hier nicht so tief wie beim M. Crohn, sondern flach, dafür aber breiter.
Das große Problem bei der Colitis ulcerosa ist die Tatsache, daß auf dem Boden der Erkrankung oft ein **KARZINOM** entsteht, so daß der Patient (*die Patientin*) irgendwann mit einem **Anus praeter** rechnen muß.

❸ Das **IRRITABLE COLON**, der sog. **REIZDARM**, ist eine **funktionelle** Störung, ohne organischen Befund.
Es sind in der Hauptsache jüngere Frauen betroffen, die über **Krämpfe** und **Stuhlgangsprobleme**, wie den **Schafskotstuhl**, **Bleistiftstuhl** oder über vermehrten **Schleimabgang** klagen.
Es liegen in der Regel noch eine Vielzahl anderer Beschwerden vor (*Schlafstörungen, Kreuzschmerzen, Sodbrennen, allgemeine Schwäche*).
☞ Die Differentialdiagnose bei diesem Krankheitsbild ist immer das **KARZINOM**, aber eigentlich sind die Patienten viel zu jung. Trotzdem darf man nichts außer Acht lassen!

❹ Die **DIVERTIKULITIS** entsteht durch eine Entzündung von Divertikeln.
DIVERTIKEL sind Darmaussackungen, genaugenommen Hernien der Mukosa durch die Muscularis hindurch.
Sie entstehen, wenn der Patient jahrelang zuwenig **Ballaststoffe** zu sich genommen hat. Das Kolon resorbiert brav das Wasser und, je weiter es dem Ende zugeht, desto weniger Material befindet sich im Inneren des Darmrohrs. Die **Muskularis** muß sich mächtig anstrengen, um das Bißchen noch von der Stelle zu bewegen und **hypertrophiert** kräftig. Pech ist, daß die Gefäße zur Submucosa ziemlich senkrecht durch die Muscularis hindurchtreten und daß hier eine **Muskellücke** entsteht. Irgendwann ist es dann soweit: bei einer temperamentvollen peristaltischen Welle wird die Schleimhaut mit der Peristaltik nach außen gedrückt, weil einfach der Druck im Darmlumen zu groß geworden ist. Tja, und so entstehen hunderte von Schleimhauthernien, meistens im Bereich des **Sigmas**.
☞ ***Dieser Vorgang verläuft unbemerkt.***

Damit der Patient aber doch noch was davon hat, kann es passieren, daß Kotmassen in eine solche Aussackung gelangen - *tja, aber wie gelangen sie wieder hinaus ins Darmlumen?* Richtig, entweder gar nicht, die Kotmassen werden dann zu **KOTSTEINEN** oder sie führen zu einer Entzündung - der **Divertikulitis**.

☞ Die Symptome der Divertikulitis gleichen denen der **Appendicitis**, nur auf der falschen Seite:

- **Fieber,**
- **Schmerzen,**
- **Abwehrspannung,**
- **Leukozytose,**
- **Tenesmen** (*schmerzhafter Stuhldrang*), sowie
- **Druck-** und **Loslaßschmerz**.

Eine akute Divertikulitis gehört zum **ARZT**; bei einer Divertikulose sollte man dringend über die **Umstellung der Ernährung** nachdenken!

❺ Das **ULCUS VENTRICULI** kann, als häufige Komplikation, **BLUTEN**.

Wie Sie bereits wissen, wird das Blut von den körpereigenen Verdauungsenzymen und von unseren Bakterien abgebaut und das Eisen freigesetzt.

☞Aus einer größeren Ulcusblutung resultiert also der **TEERSTUHL**.

87) Eine Frau kommt zu Ihnen in die Praxis, Sie klagt über Schmerzen im rechten Oberbauch, die in die rechte Schulter ausstrahlen.
Zusätzlich hat sie Übelkeit mit Brechreiz.

Untersuchungsbefunde: Fieber (*38,5 °C*), lokale Bauchdeckenanspannung im rechten Oberbauch.

Nennen Sie Ihre Verdachtsdiagnose; und die häufigste Ursache der Erkrankung.

Welche 3 weiteren Erkrankungen sollten noch mit in Erwägung gezogen werden?

Antwort:

☒ Verdachtsdiagnose Cholezystitis; häufigste Ursache Gallensteine.

☒ Differentialdiagnostisch sollte eine Pankreatitis, eine Hepatitis oder ein stummer Herzinfarkt in Erwägung gezogen werden.

☞ Schmerzen im **RECHTEN OBERBAUCH**, die in die **RECHTE SCHULTER** ausstrahlen, sind immer höchst verdächtig auf eine **CHOLEZYSTITIS**.

📖 **siehe Frage # 87 und # 85**

💡 Eine Cholezystitis kann entstehen, wenn eine leichte Abflußbehinderung aus der Gallenblase vorliegt, so daß eingedrungene Bakterien nicht durch eine kräftige Kontraktion eliminiert werden können. Eine derartige Abflußstörung hat meistens ein Stein auf dem Gewissen.

Weiter differentialdiagnostische Überlegungen:

- Bei einer **beginnenden Gallensteinkolik** sieht das Schmerzbild ähnlich aus.
  Der typische wellenförmige Schmerz stellt sich erst später ein.

- Das **Ulcus duodeni**. Fieber gehört zwar nicht zu den typischen Symptomen, aber vielleicht ist's ein atypisches Ulcus.

- Die **akute Pankreatitis** kann ja auch mal im Pankreaskopf beginnen. Typisch wäre zwar der gürtelförmige, stetig zunehmende Schmerz und der Gummibauch, aber was nicht ist kann ja noch werden.

- Eine **Virushepatitis** beginnt auch mit Fieber und Leukozytose und kann auch mal zu akuten Leberschmerzen führen. *An sich strahlt ein Hepatitisschmerz nicht in die Schulter aus, aber man kann sich einfach nicht drauf verlassen, daß alle Patienten das Lehrbuch gelesen haben.*

- **Leberabszesse** sind zwar eine seltene Sache, kommen aber vor. Sie können z. B. durch **Amöben** oder durch den **Echinokokkus** hervorgerufen werden.

- Bei dem extraabdominellen Ursachen sollte man bei Oberbauchbeschwerden immer an einen **stummen Herzinfarkt** denken! Besonders betroffen sind hier Diabetiker. *Zur Abklärung läßt man ein EKG schreiben (Sie sollten ein EKG schon interpretieren können!).*

- Weiterhin könnte eine **Lungenembolie** vorliegen, wobei sich der Thrombus im rechten Unterlappen befinden müßte. Eine Lungenembolie geht mit einer **Pleuritis** einher und diese kann eine peritoneale Mitreaktion induzieren.

- Noch eine Möglichkeit wäre ein **Niereninfarkt**.
  Preisfrage für die Fortgeschrittenen: woher kommt der Embolus? - Na, gewußt?
  Aus dem linken Vorhof; bei **Mitralstenose, Mitralinsuffizienz** oder **Vorhofflimmern**.

88) Ein 55jähriger Mann kommt zu Ihnen. Er sieht schlecht aus und klagt über Appetitmangel und über Widerwillen gegen Fleisch und Wurst. Seit einem halben Jahr habe er ein Druckgefühl im Oberbauch. Deshalb habe er in den letzten 3 Monaten 5 kg abgenommen. Seit über 5 Jahren ist er wegen eines Vitamin B 12-Mangels in Behandlung.

Bei der körperlichen Untersuchung finden Sie ein druckschmerzhaftes Magenareal im linken Oberbauch, sowie eine, ca. 3 cm große Vorwölbung über dem medialen Ende des linken Schlüsselbeins.

Welche Verdachtsdiagnose stellen Sie?

Wie ist der Krankheitsverlauf und die Prognose?

Was ist als nächstes zu tun?

Antwort:

☒ Verdachtsdiagnose Magenkarzinom;

☒ Krankheitsverlauf und Prognose sind abhängig von dem Tumorstaging, die Prognose ist aber insgesamt schlecht.

☒ Als nächstes muß eine gastroskopische Untersuchung erfolgen.

Na, die Frage war doch wirklich schön!

Haben Sie alle Zusammenhänge begriffen?

Ihr Patient hat wohl, als primäre Diagnose, eine **CHRONISCH ATROPHISCHE GASTRITIS.**

Bei der chronisch atrophischen Gastritis verschwinden nach und nach die typischen Magenzellen (*Haupt-Beleg-, Nebenzellen*) und werden durch Dünndarmepithel ersetzt. Da die Krankheit im Antrum beginnt, kommt es frühzeitig zu einem **VITAMIN B $_{12}$-MANGEL.**

📖 **siehe Amtsarztfragen VERDAUUNGSORGANE VORKLINIK**

Die **chronisch atrophische Gastritis** stellt ein Risikofaktor für das **MAGENKARZINOM** dar.

Bei Ihrem Patienten hat sich das Magenkarzinom auch fast bilderbuchmäßig schön bemerkbar gemacht:

- **Druckgefühl** im Oberbauch; beachten Sie bitte, daß im Anfang (*dann, wenn's noch interessant ist*) **kein Schmerz** auftritt
- der **Widerwille gegen Fleisch** und Wurst (*im Magen beginnt ja die Proteinverdauung*)
- die **Gewichtsabnahme**. 5 kg in 3 Monaten ist zwar nicht allzu viel; wir wollen den Patienten aber auch nicht sofort sterben lassen.
- Haben Sie die Vorwölbung am medialen Ende des linken Schlüsselbeins erkannt - jawohl, die **VIRCHOW'SCHE DRÜSE**.

☞ *Eigentlich stellt die Virchow'sche Drüse bereits eine Lymphknotenmetastase dar; jetzt wird's höchste Zeit für die Klinik.*

Das Karzinom kann am besten verifiziert werden durch eine **ENDOSKOPISCHE UNTERSUCHUNG.** Bei verdächtigen Befunden kann man über das Endoskop gleich eine **Gewebeprobe** entnehmen.

Leider kann auch mit modernsten Methoden nur bei 50 % der Patienten eine kurative **OPERATION** durchgeführt werden (*kurativ heißt, die Patienten sind dadurch geheilt*). Den restlichen 50 % kann man das Leben insofern erleichtern, daß man die Tumormassen reduziert und/oder einen Tubus in den Magen einlegt, so daß die Patienten noch essen können.

Der Tumor ergreift bei ungestörtem Ausbreiten die Nachbarorgane (*Pankreas, Leber, Querkolon, Milz*) und setzt **Fernmetastasen** in der **Leber**, in der Lunge, Niere und im Knochen.

Die 5-Jahres-Überlebensrate beim Magenkarzinom beträgt ohne Operation 5 %, mit Operation 20 %.

Ein Lichtblick: das **MAGEN-FRÜHKARZINOM**, ein Carcinoma-in-situ, das nur auf die **Mukosa** beschränkt ist, ist 100%ig **HEILBAR.**

Leitsymptom hier ist die **Magenblutung.**

89) Eine 45jährige Patientin weist nach einer Mahlzeit folgende Symptome auf:

Schmerzen in der Tiefe des Oberbauchs, zum Rücken und in die linke Schulter austrahlend, ferner Brechreiz, sowie Meteorismus.

Bei der Untersuchung finden Sie eine elastische Bauchdeckenspannung, Fieber; auskultatorisch sind keine Darmgeräusche hörbar.

Laborwerte: im Serum ist die Lipase erhöht; Leukozytose, sowie eine Hypoglykämie.

Nennen Sie ihre Verdachtsdiagnose und 4 weitere Erkrankungen, die differentialdiagnostisch in Frage kommen!

Antwort:

☒ Verdachtsdiagnose: Pankreatitis, differentialdiagnostisch käme ein perforiertes Ulcus in Frage, sowie eine akute Gastritis, ein Herzinfarkt und ein beginnender Kolon-Ileus.

Auch bei diesem Patientenfall gibt's eigentlich nichts zu mäkeln, die Symptome waren eindeutig.

Schmerzen in Abhängigkeit von der Nahrungsaufnahme deuten immer auf eine Störung im **Magen-Darm-Trakt** hin.

Ein **epigastrischer Schmerz** kann natürlich viele Ursachen haben, aber die **ELASTISCHE BAUCHDECKENSPANNUNG** gibt's nur bei einer **PANKREATITIS**. Die Verdachtsdiagnose wird erhärtet durch die Erhöhung der **SERUMLIPASE**.

🕮 **siehe Frage # 66, #53. #59 und #47.**

Weitere Ursachen, die differentialdiagnostisch zu bedenken sind:

- Ein perforierendes **Ulcus**.
  Eine Ulcusperforation kündigt sich durch eine Änderung des Schmerzcharakters an. Der chronische Ulcuspatient kennt in der Regel *„seinen"* Ulcusschmerz recht gut, er weiß wann der Schmerz kommt und wie er sich anfühlt. Bei einer Änderung des Schmerzcharakters, besonders bei einer Ausstrahlung in den Rücken wird's wieder mal Zeit für die Gastroskopie.
  🕮 **siehe Frage # 41**
  Die Lipase ist bei der Perforation jedoch nicht erhöht.

- Eine **akute Gastritis**.
  Die akute Gastritis macht Oberbauchbeschwerden wechselnden Ausmaßes. Der Schmerz kann so stark sein, daß sich ein **AKUTES ABDOMEN** entwickelt.
  Allerdings ist hier die Lipase ebenfalls nicht erhöht.

- Eine **Appendizitis**.
Auch die Appendizitis kann sich in der Frühphase in den Oberbauch projizieren.
Erinnern Sie sich noch dran? Der typische Schmerz am Lanz- und McBurney-Punkt stellt sich erst nach ein paar Stunden ein.
siehe Frage # 48
Bei der Appendicitis sind die Leukos ebenfalls erhöht.

- Die **Refluxösophagitis**.
Sodbrennen sollte man in seiner subjektiven Wirkung nicht unterschätzen. Bei der Ausbildung tiefer Ulcera kann durchaus ein beeindruckender Schmerz entstehen.
Hier hat man keine auffälligen Laborwerte.

- Die **Achalasie**.
Auch der **Kardiospasmus** der Achalasie kann zu Schmerzen im Oberbauch führen, die in den Rükken ausstrahlen können. Differentialdiagnostisch verwertbar wäre, daß das Erbrochene bei der Achalasie unverdaut ist (***Regurgitation***).
Die Achalasie geht auch mit keiner Veränderung der Laborwerte einher.

- **Tumore des Querkolons** können ebenfalls einen Meteorismus, Erbrechen und Schmerzen im Oberbauch hervorrufen. Wenn es allerdings schon so weit ist, daß man keine Darmgeräusche mehr hört, hat man das Erscheinungsbild des **AKUTEN ABDOMENS** vor sich, das mit einer **brettharten Abwehrspannung** der Bauchdecken einhergeht.

- Der **Herzinfarkt**.
Der Schmerz beim Herzinfarkt kann sich auch in den Oberbauch projizieren. Der Brechreiz paßt auch dazu, bei den anderen Symptomen muß man mit gutem Willen nachhelfen.
Hier hilft das **EKG** weiter.

- Ein **Aneurysma dissecans**.
Ein disseziierendes Aortenaneurysma, besonders der Aorta descendens kann sich auch in den Oberbauch und in den Rücken projizieren. Hier kommt es aber nicht zu Veränderung der Laborwerte.
siehe Amtsarztfragen HERZ/KREISLAUF KLINIK

90) Ein 65jähriger Patient kommt zu Ihnen und klagt über Obstipation und Diarrhoe im Wechsel. Er hat keine Schmerzen, hat aber in der letzten Zeit öfters Blutbeimengungen im Stuhl beobachtet.

Was ist Ihre Verdachtsdiagnose?

Antwort:

☒ Kolontumor.

Der **WECHSEL VON VERSTOPFUNG UND DURCHFALL** ist **Leitsymptom** für eine **STENOSE** im Darm. Bis zum Beweis des Gegenteils muß man eine **Karzinom** annehmen und den Patienten sofort einer ärztlichen Diagnose und Behandlung zuführen.

☺ *Es ist natürlich auch möglich, daß es sich um einen gutartigen Tumor handelt - aber dann ist man angenehm überrascht und hat nichts versäumt.*

Bei dem Symptom **BLUT IM STUHL** ist es das Gleiche: bis zum Beweis des Gegenteils ist es ein **Karzinom**, oft (*sehr oft*) ist es aber nur ein Polyp.

Sicher ist man aber erst, wenn man endoskopisch untersucht, und den Polypen abgezwickt hat.

91) Welche Aussage/n ist/sind richtig?

Bei folgenden Symptomen müssen Sie eine Lebererkrankung in Betracht ziehen:

a) allgemeiner Juckreiz
b) Trommelschlegelfinger
c) Uhrglasnägel
d) dauernde Müdigkeit
e) heftige Schmerzen im linken Unterbauch

A) Alle Aussagen sind richtig.
B) Nur Aussagen a, b, c und d sind richtig.
C) Nur Aussagen a und d sind richtig.
D) Nur Aussage a ist richtig.
E) Nur Aussagen c, d und e sind richtig.

Antwort:

☒ Lösung B.

ⓐ Den allgemeinen **JUCKREIZ** haben Sie erkannt, *oder?*
Wenn nicht, zurück auf ***Frage 45****!*

Der Juckreiz entsteht durch die Ablagerung des **direkten (konjugierten) Bilirubins** in der Haut.

Das war schon etwas schwieriger.

ⓑ
- Trommelschlegelfinger und

ⓒ
- **UHRGLASNÄGEL** sind Auftreibungen des äußeren Fingerglieds.

Sie entstehen allgemein bei **UNTERVERSORGUNGEN** der Peripherie: also bei

- **Durchblutungsstörungen** (*Herzinsuffizienz, Arteriosklerose*),
- bei **Maldigestionen** und **Malabsorptionen** (*Pankreasinsuffizienz, Sprue*),
- bei der **Leberinsuffizienz** (*die Leber ist ja das Organ des Intermediärstoffwechsels und für die größeren Bestandteile im Blut verantwortlich*),
- und bei einer **Lungenfunktionsstörung** (*Sauerstoffmangel*).

ⓓ **MÜDIGKEIT** ist auch mal wieder so ein Symptom. Die Hauptinzidenzzeit ist wohl am Abend.
Aber, Scherz beiseite, Müdigkeit kann ein Symptom für fast alle **chronischen Erkrankungen** sein: **Anämien, Leber-, Nierenfunktionsstörungen, Autoaggressionskrankheiten**, etc.

ⓔ Die heftigen Schmerzen im **LINKEN UNTERBAUCH** passen jetzt mal wieder gar nicht ins Bild.
Akute Schmerzen im linken Unterbauch können hinweisen auf

- eine **Eileiteraffektion** ,
- eine **Divertikulitis** oder vielleicht auf
- einen **Ureterstein**.

Sie passen nicht zu einer Lebergeschichte.

92) Ein 12jähriges Mädchen kommt zu Ihnen in die Praxis. Sie klagt über stechende rechtseitige Unterbauchbeschwerden und Fieber.

Welche Untersuchungen führen Sie durch, um Ihre Verdachtsdiagnose zu erhärten?

Nennen Sie 4 weitere differentialdiagnostische Möglichkeiten!

Antwort:

☒ Verdachtsdiagnose Appendicitis; folgende Untersuchungen: Druck- und Loslaßschmerz am Lanz'schen und McBurney-Punkt, Blumberg-Zeichen, rektale Austastung.

☒ Differentialdiagnose: M. Crohn, Eileiterschwangerschaft, Ovarialzyste, Ureterstein rechts.

Die Angaben sind zwar etwas mager, da aber die ***Appendicitis*** *die häufigste Darmerkrankung ist, folgt man einfach der Statistik.*

Die **APPENDICITIS** setzt aus vollem Wohlbefinden heraus ein, macht im Anfang recht unspezifisches Bauchweh und „*versammelt sich*" nach ein paar Stunden im rechten Unterbauch.

Bei Verdacht auf Appendicitis prüft man

- den **Druckschmerz** und
- den **Loslaßschmerz**, sowie
- den **gekreuzten Loslaßschmerz** (*Blumberg-Zeichen*),

um sich einen Überblick über die Ernsthaftigkeit der Erkrankung zu machen. Eine **rektale Austastung** gehört immer mit dazu: sie ist schmerzhaft, wobei der Schmerz mehr rechts als links lokalisiert wird.

Weitere Untersuchungen bei Appendicitis:

- **Rovsing-Zeichen** (*Ausstreichen des Dickdarm entgegen der Peristaltik*),
- **Psoaszeichen**; sowie
- Bestimmung der **Leukos** und
- Bestimmung der **BKS**.

siehe Frage # 7, # 25 und # 48

Für die restlichen differentialdiagnostischen Möglichkeiten siehe ***Frage # 65****.*

Es kommen in Frage:

- **EIERSTOCKENTZÜNDUNG, EILEITERSCHWANGERSCHAFT** (*es gibt frühreife Zwölfjährige*!)
- **URETERSTEIN** rechts
- stielgedrehte **EIERSTOCKZYSTE**
- **M. CROHN**
- **KOLONTUMOR**
- **BECKENVENENTHROMBOSE.**

93) Ordnen Sie zu:

A)	Darmstenosen	❶	M. Crohn
B)	Fistelbildungen	❷	Colitis ulcerosa
C)	Pseudopolypen		
D)	Pflastersteinrelief		
E)	bevorzugt im terminalen Ileum		
F)	Karzinomrisiko erhöht		
G)	Blutstuhl		
H)	bevorzugt Frauen betroffen		

Antwort:

☒ 1 - A, B, D, E
☒ 2 - C, F, G, H

Die **COLITIS ULCEROSA** ist, genau wie der **M. CROHN** eine **CHRONISCH ENTZÜNDLICHE DARMERKRANKUNG**.

Ⓗ Die **COLITIS ULCEROSA** befällt meistens **jüngere Frauen**.
Die Erkrankung spielt sich in der Regel bevorzugt im **distalen Kolon** ab.
Pathophysiologisch handelt es sich um eine Vielzahl von **Schleimhautulcera**.

Ⓒ Bei der endoskopischen Untersuchung imponieren die geschwollenen, übrig gebliebenen intakten Schleimhautbezirke wie Polypen
➠ die **PSEUDOPOLYPEN**.

Ⓖ Im Schub leidet die Patientin unter **Übelkeit** und **Erbrechen** und es kommt zu einer gehäuften Entleerung **BLUTIG-EITRIGER STÜHLE**.

Man unterscheidet 3 Verläufe:

- die **HÄMORRHAGISCHE PROKTOKOLITIS,**
- der **CHRONISCH REZIDIVIERENDE** Verlauf
- und das **TOXISCHE MEGACOLON**.

Ⓕ Leider ist das **Karzinomrisiko** bei der Colitis ulcerosa bei länger bestehender Erkrankung deutlich erhöht.
siehe Frage # 86

Der **M. CROHN** befällt eher **jüngere Männer**.

Ⓔ Hauptmanifestationsort ist das **TERMINALE ILEUM**.
Pathophysiologisch handelt es sich um eine **transmurale Entzündung** (*durch alle Wandschichten hindurch*).

Ⓐ Die Erkrankung hinterläßt nach jedem Schub Narben in Form von **Stenosen**.
Ⓑ Häufig bilden sich **FISTELN** aus.

Ⓓ Endoskopisch sieht man Veränderungen der Darmschleimhaut: das sog. **PFLASTERSTEINRELIEF**.

Der M. Crohn ist eine Erkrankung, die nicht entartet, dafür aber jede Menge **BEGLEITSYMPTOME** außerhalb des Darms hat: **Haut-, Gelenks- Leber- Pankreas und Augenprobleme**.

siehe Frage # 81, #50.

94) Ein 60jähriger Mann klagt über akute Schmerzen im rechten Unterbauch.

Er hat leicht erhöhte Temperatur, sonst keine Beschwerden.

Welche Verdachtsdiagnose haben Sie?

Was ist zu tun?

Antwort:

☒ Appendicitis;
☒ Einweisung in die Klinik.

Die **APPENDICITIS** ist nicht nur die häufigste Darmerkrankung; sie hat auch 2 Häufigkeitsgipfel:

- im Kindes- und Jungendalter
- und im späten Erwachsenalter.

☞ Bei akuten Bauchschmerzen sollte man immer an die Appendicitis denken.

Bei Verdacht auf Appendicitis führt man die üblichen Untersuchung durch - *na, wissen Sie sie noch alle?*

- *Druckschmerz,*
- *Loslaßschmerz,*
- *Blumberg,*
- *Rovsing,*
- *rektale Austastung,*
- *Psoaszeichen*

siehe Frage # 92, # 65, #25, #7.

☠ Bei einer akuten Appendicitis besteht **PERFORATIONSGEFAHR**; eine Perforation ist **lebensgefährlich**.

95) Ein 30jähriger Mann kommt zu Ihnen. Er hat seit längerem Oberbauchbeschwerden, besonders morgens. Die Beschwerden bessern sich durch Essen. Heute früh ist es ihm plötzlich schlecht geworden.

Befund: RR 100/70, Puls 120/Min. Ihr Patient ist blaß und er hat Schmerzen bei der Abdomenpalpation in der Medianlinie.

Welche Diagnose stellen Sie?

Antwort:

☒ Akute Duodenalulcusblutung mit hypovolämischem Schock.

Hinweisend war hier der **NÜCHTERNSCHMERZ**.

Der Nüchternschmerz gehört zum **ULCUS DUODENI** (*weil der Nahrungsreiz u. a. den alkalischen Säftefluß im Duodenum anregt und dadurch die zwickende Magensäure neutralisiert*).

siehe Frage # 69

Typisch ist, daß die Ulcus-duodeni-Patienten immer erst dann kommen, wenn eine **Komplikation** eingetreten ist.

- Die **häufigste Komplikation** ist die **BLUTUNG**, wenn das Ulcus die Submucosa mit ihren zahlreichen Gefäßen erreicht hat.
- Weitere Komplikationen wären die **PENETRATION** - *Einbruch in andere Organe*, und die **PERFORATION**.

Eine Ulcusblutung ist in der Regel recht voluminös, so daß durchaus ein **HYPOVOLÄMISCHER SCHOCK** (*ein Volumenmangelschock*) auftreten kann.

Den hypolvolämischen Schock diagnostiziert man durch den **Schockindex**: das Verhältnis von Puls zu systolischem Blutdruckwert. Wenn dieses Verhältnis **größer als 1** ist, handelt es sich um einen manifesten Schockzustand (*Lebensbedrohlich*!)

siehe Amtsarztfragen HERZ/KREISLAUF KLINIK

96) Welche Komplikationen des Pankreas-Karzinoms kennen Sie?

Antwort:

☒ Cholestase, Pankreasinsuffizienz, Duodenum-Stenose

Ob das akute Versterben zu den „Komplikationen" zählt, weiß ich nicht; auf jeden Fall hat das Pankreaskarzinom eine schlechte Prognose.

Bemerkbar macht sich das Karzinom in der Regel durch einen

- **OBERBAUCHSCHMERZ**, der durch **Hocken** (*Zusammenkrümmen*) gemildert werden kann. Es handelt sich wieder um die typische **PANKREASHALTUNG.**
- Als 2. Zeichen erscheint meist ein **allgemeiner JUCKREIZ**; hervorgerufen durch einen **VERSCHLUSS-IKTERUS** mit Ablagerung des konjugierten Bilirubins in der Haut.

Bei der Untersuchung ist eine **vergrößerte, schmerzlose, tastbare Gallenblase** zu finden - *das **COURVOISIER'SCHE ZEICHEN***.

Im Anfang treten **SCHMERZEN** in Zusammenhang mit der Nahrungsaufnahme auf, später Dauerschmerzen, die auch in den **Rücken** ausstrahlen können.

Je nach dem, wieviel Pankreasgewebe der Tumor zerstört hat, tritt eine **MALDIGESTION** auf, sowie ein **DIABETES MELLITUS**.

Bei forciertem Wachstum kann sogar das **DUODENUM** stenosiert werden (*Duodenumileus*).

97) Welche Aussage/n ist/sind richtig?

Eine Pankreatitis kann folgende Komplikationen verursachen

a) Peritonitis
b) Ileus
c) Schock
d) Gallensteine
e) Ikterus

A) Alle Aussagen sind richtig.
B) Nur Aussagen a, c und e sind richtig.
C) Nur Aussagen a, b, c und e sind richtig.
D) Nur Aussagen b und c sind richtig.
E) Nur Aussagen c und d sind richtig

Antwort:

☒ Lösung C.

Bei einer **PANKREATITIS** geraten **Verdauungsenzyme** außer Kontrolle; sie zersetzen das Pankreas und gelangen in die Blutbahn, wodurch sie überall im Körper Schäden anrichten können.

ⓐ Das Pankreas liegt **retroperitoneal**; bei einer allgemeinen Entzündung der Drüse wird der **peritoneale Überzug** mit geschädigt
➡ **PERITONITIS.**

ⓑ Bei einer **Peritonitis** wird die **DARMPERISTALTIK** reflektorisch stillgelegt; je nach dem welches Ausmaß die Peritonitis hat, wird nur ein Teil oder auch der ganze Darm ruhiggestellt
➡ **ILEUS.**

ⓒ Da die Verdauungsenzyme überall in der Blutbahn ihrem zerstörerischen Werk nachgehen, entstehen überall in den Blutgefäßen viele kleine Löcher, durch die Plasma ins Gewebe abfließt. Die verminderte Gefäßfüllung führt zum **HYPOVOLÄMISCHEN SCHOCK.**

☞ Deshalb muß man einem Pankreatitis-Patienten immer eine Infusion anhängen; der Schock ist die eigentliche Todesursache bei der Pankreatitis.

ⓔ Durch die Entzündung schwillt die Drüse natürlich stark an. Sie kann auch den **Dct. choledochus** stenosieren und damit zu einem **VERSCHLUSSIKTERUS** mit einer **CHOLESTASE** führen.

ⓓ An den **GALLENSTEINEN** ist die Pankreatitis unschuldig.
Gallensteine entstehen bei einer fehlerhaften Zusammensetzung der Gallenflüssigkeit: bei einem

- *Fehlen von **Gallensäuren** oder einem*
- *Überschuß an **Cholesterin**.*

98) Ein Alkoholkranker erbricht Blut.

Nennen Sie 2 mögliche Ursachen!

Antwort:

☒ Ösophagusvarizen;
☒ Gastritis.

BLUTERBRECHEN kann ebenfalls viele Ursachen haben.

- Bei einem Alkoholiker besteht eine gewisse Wahrscheinlichkeit, daß die Leberarchitektur zu wünschen übrig läßt; bei einer **LEBERZIRRHOSE** können sich **ÖSOPHAGUSVARIZEN** ausbilden.

- Alkohol verursacht oft eine **GASTRITIS**. Auch Gastritiden können stark bluten.

- Ein Alkoholkranker kann aber auch ein **MAGEN-** oder **DUODENALULCUS** haben,

- oder ein **MAGEN-**, bzw. ein **ÖSOPHAGUSKARZINOM**.

- Bei Alkoholikern kommt das sog. **MALLORY-WEISS-SYNDROM** vor: beim Erbrechen kommt es durch unkoordinierte Muskelaktionen im Ösophagus zu Schleimhauteinrissen des Ösophagus, die ebenfalls stark bluten können.

*Wie dem auch sei, eine **GASTROSKOPIE** ist jetzt der nächste Schritt.*

99) Welche Aussage/n ist/sind richtig?

Folgende Aussagen treffen beim Magen-Karzinom zu:

a) es kann Ursache einer Eisenmangelanämie infolge Sickerblutung sein.
b) es liegt meist in der Cardiaregion.
c) Frauen sind häufiger als Männer betroffen.
d) Stenosen und Schrumpfungen können vorkommen.
e) es führt als Initialsymptom zu einer akuten Pankreatitis.

A) Alle Aussagen sind richtig.
B) Nur Aussagen a und d sind richtig.
C) Nur Aussagen a, b, d und e sind richtig.
D) Nur Aussagen c und d sind richtig.
E) Nur Aussagen a und e sind richtig.

Antwort:

☒ Lösung B.

Das **MAGENKARZINOM** ist ein Karzinom des älteren Menschen.

Es wird in Zusammenhang gebracht mit **Nahrungsreizen**, wie sehr salziges und sehr heißes Essen.

ⓒ Frauen sind **nicht** häufiger betroffen als Männer.

ⓑ Das Karzinom liegt gerne im **Fundusbereich**; die Cardia ist seltener betroffen.

ⓐ **LEITSYMPTOM** für das Magenkarzinom ist die **BLUTUNG**, die entweder als **TEERSTUHL** imponieren kann oder als **HÄMATEMESIS**.

Bei **SICKERBLUTUNGEN** resultiert eine therapierefraktäre **CHRONISCHE BLUTUNGSANÄMIE**, die sich in **vermindertem Hb** und **mikrozytären, hypochromen Erythrozyten** bemerkbar macht.
📖 **siehe Amtsarztfragen HÄMATOLOGIE**

ⓓ Selbstverständlich können **STENOSIERUNGEN** durch das Tumorwachstum auftreten; deshalb wird bei Palliativoperationen ein Tubus in den Magen eingesetzt, der es dem Patienten noch erlaubt, Nahrung zu sich zu nehmen.
Auch **SCHRUMPFUNGEN** können vorkommen, da ein schnellwachsender Tumor, wie ein Karzinom, oft **Nekrosen** entwickelt (*das Tumorwachstum geht schneller als die Gefäßversorgung mitwächst*).

ⓔ Eine **AKUTE PANKREATITIS** hat mit dem Magenkarzinom nichts zu tun. Sie würde entstehen, wenn irgendwelche Ereignisse den **Ductus pankreaticus** oder einen Teil des **Pankreasgangsystems** verschließen würden (*Pankreaskopfkarzinom, Tumor der Papilla Vateri*).
Das Magenkarzinom kann zwar in das Pankreas metastasieren; die **Metastasen** führen aber nicht zu einer Pankreatitis, sondern „*nur*“ zu einer **Organinsuffizienz**.

100) Welche der genannten Aussagen unterscheiden das Ulcus ventriculi am deutlichsten vom Ulcus duodeni?

Das Ulcus ventriculi weist im Gegensatz zum Ulcus duodeni folgende Eigenschaften/Symptome auf:

A) höhere Rezidivneigung
B) vermehrtes Auftreten von Blutungen
C) vermehrtes Auftreten einer Perforation
D) maligne Entartung
E) Schübe im Frühjahr und Herbst

Antwort:

☒ Lösung D.

An und für sich ist die **ULCUSKRANKHEIT**, die Ausbildung chronischer Ulcera immer an die gleichen Pathomechanismen gebunden, egal wo sich das Ulcus befindet.

Ⓐ Die Ulcuskrankheit ist dadurch definiert, daß es sich um ein **rezidivierendes Geschehen** handelt.

Ⓔ Die Schübe treten meist in schöner Regelmäßigkeit im **Frühjahr** und im **Herbst** auf.

Auch die **KOMPLIKATIONEN** sind die gleichen:

Ⓑ ☠ **Blutungen** treten hier wie dort auf,
Ⓒ ☠ **Perforationen** sind überall gleich gefürchtet.
Ⓓ ☠ Der einzige, richtige Unterschied zwischen den beiden Krankheitsbildern ist die Tatsache, daß 2 % der Ulcus-ventrikuli-Patienten ein **MAGENKARZINOM** entwickeln.

☞ Das Ulcus duodeni entartet nie.

📖 **siehe Frage # 27.**

INHALTSVERZEICHNIS

Symbole

A

D

G

H

J

K

L

N

O

P

Y

Z

Hallo lieber Leser oder Leserin,

wie gewohnt an dieser Stelle ein paar Notizen. Der Direktversand läuft in Zukunft über Herrn Brockmann. Sie waren mir ein lieber Kundenstamm und deshalb ist es mir wichtig, daß Sie Ihre Bücher schnell bekommen. Bei uns läßt sich das nicht mehr länger realisieren. Frau Brockmann macht selbst momentan die Prüfung, sie weiß also, was Sie sonst noch brauchen. Die Telefonnummer ist:

05732-74 211

Unsere Telefonnummer bleibt für Sie nach wie vor bestehen (*als Kummerkasten oder s. ä.*), es ändert sich also für Sie nicht sehr viel, außer daß Sie Ihre Bücher schneller kriegen.
Die neuen Schulkurse sind auch schon geplant, auf den nächsten Seiten stehen für's erste mal die Paukkurse. Ansonsten sind jede Menge Kurse angesetzt.
Wenn Sie sich also interessieren, einfach anrufen und fragen.

Das war's dann auch schon in aller Kürze. Die Schuleröffnung in eigenen Räumen drängt, es geht voran...

Ich hoffe auch Ihre Prüfung geht voran, denn die neue Prüfungsordnung steht spätestens 1995 ins Haus, und dann wird's ernst. Dann sollten Sie 90% der Fragen aus unseren Büchern richtig beantworten können (*vor allem sollten Ihnen die Antworten aus dem Zusammenhang heraus logisch sein*), bevor Sie zur Prüfung antreten. Also ran an den Speck ...

Ihr ARDEA Verlag
Karl-Heinz Herzog

Der Nürnberger Trichter:

10.4. - 14.4 und 18.4. (*Die*) - 21.4.

für DM 980.- (*in unserer Schule in Fürth*)

Wie in diesem, so auch im nächsten Jahr, werden die prüfungsrelevanten Themen durchgepaukt. Sicher nicht zur Erholung geeignet, auch wenn wir's Ihnen so angenehm wie möglich machen wollen. Das Motto dieser zwei Wochen sollte deshalb auch lauten:

"*die nächsten Fragen stellt der Amtsarzt*".

Unser Tip deshalb: Paukkurs - Prüfung - Urlaub.

Unsere treuen Anhänger wollen wir dabei natürlich nicht vergessen.

- Wer also das enorme Wissen von Frau Dr. Rommelfanger live erleben möchte,
- wer Antworten auf Fragen sucht, die ihm bisher niemand beantworten konnte, kurz,
- wer also möchte, daß ihm der sprichwörtliche Seifensieder aufgeht ,

○ wem aber bisher die Entfernung zu groß war,

der ist natürlich ebenfalls herzlich eingeladen. In diesem Fall unser Tip: Paukkurs - Urlaub.

Übernachtungsmöglichkeiten können wir vermitteln, ansonsten hatten viele unserer letzten Teilnehmer Freunde und Verwandte in der Gegend, die sie schon lange mal besuchen wollten. Dies wäre eine Gelegenheit.

Die Blitzkurse sind hinsichtlich des Zeitdrucks und der neuen Prüfungsordnung stark auf Differentialdiagnostische Probleme zugeschnitten. Es wird, ebenso wie im großen Paukkurs, auf prüfungsrelevante Gebiete eingegangen. Wenn Ihre Anmeldung rechtzeitig genug eingeht und Sie uns rechtzeitig genug Ihr zuständiges Gesundheitsamt mitteilen, können wir eventuell auf Ihre speziellen Schwerpunkte Rücksicht nehmen.

Deshalb noch einmal, in Ihrem eigenen Interesse:

MELDEN SIE SICH RECHTZEITIG AN.

Die Teilnehmeranzahl ist begrenzt und es ist unheimlich deprimierend völlig verzweifelten Schülern erklären zu müssen, daß beim besten Willen kein Platz mehr frei ist. Die Paukkurse haben einen enormen Andrang und sind teilweise Wochen vorher ausgebucht.
Also: wer zuerst kommt und mit Anzahlung bucht ...

Die AUFBAUKURSE DER ARDEA-SCHULE.

Nach Besuch eines Kurses aus dieser Kategorie sollten Sie das jeweilige Verfahren soweit beherrschen, daß Sie sofort mit Patienten arbeiten können.

Nachdem sich unsere Schule so gut etablieren konnte, haben wir für das nächste Jahr jede Menge hochqualifizierte Dozenten auftreiben können. Alle Dozenten haben mindestens eine 2jährige Praxiszeit hinter sich.

Wir können Ihnen Ausbildungskurse folgender Richtungen anbieten:

Neuraltherapie	*(Dozentin Frau Dr. Rommelfanger)*
Chiropraktik	*(Dozentin Frau Schott)*
Akupunktur	*(Dozentin Frau Hierstetter)*
Massage	*(Dozent Herr Berger)*
Bachblüten	*(Dozentin Frau Rötzer)*
Ohrakupunktur	*(Dozentin Frau Terzakis)*
Kinesiologie	*(Dozentin Frau Ortner)*
Tarot	*(Dozent Herr Berger)*
Selbsterfahrungskurse	*(Dozent Herr Mühlberghuber)*
Fußreflexzonenmassage	*(Dozentin Frau Rauh)*
Eutonische Körperbewußtseinsschulung	*(Dozentin Frau Brünke)*
Aromatherapie	*(Dozentin Frau Suckel)*
	(Frau Lichtenwald)
Radiästhesie	*(Dozent Herr Jochims)*

Nach Möglichkeit haben wir die Termine auf Wochenenden verlegt, um auch auswärtigen Schülern die Möglichkeit der Teilnahme zu geben.
Wenn Sie Fragen haben, bitten wir Sie um einen Anruf (Tel. 0911/77 76 91, am besten gegen 17.00 Uhr); auf Wunsch kümmern wir uns auch um Übernachtungsmöglichkeiten.

STAMMBUCHHANDLUNGEN

Aachen Buchhandlung Augustinus
Pontstr. 66 - 68
Augsburg Buchhandlung Pustet
Karolinenstraße 12
Berlin Buchhandlung J.F.Lehmanns
Friedrichstr. 128
Berlin Buchhandlung J.F.Lehmanns
Hardenbergstr. 11
Berlin Buchhandlung Thieme & Frohberg
Hindenburgdamm 95b
Bielefeld Buchhandlung Phönix
Oberntorwall 23
Bochum-Querenburg Buchhandlung Brockmeyer
Universitätsstr. 140
Bonn Buchhandlung Behrendt
Am Hof 5a
Bonn Buchhandlung Bouvier
Am Hof 32
Bonn Buchhandlung James Zowe
Königstraße 89
Braunschweig Buchhandlung Graff
Neue Straße 23
Deggendorf Datenservice Dorn
Gaisberger Str. 24
Dortmund Buchhandlung Krüger
Westenhellweg 9
Duisburg Buchhandlung Braun'sche
Königstraße 80
Düsseldorf Buchhandlung Stern Verlag Janssen & Co
Friedrichstraße 24-26
Erlangen Buchhandlung Mencke & Blaesing
Universitätsstr. 16
Erlangen Buchhandlung Rudolf Merkel
Untere Karlstraße 9 - 11
Essen Buchhandlung Baedeker
Kettwiger Straße 35

STAMMBUCHHANDLUNGEN

Essen	Buchhandlung	Brockmeyer
Robert-Koch-Straße 12		
Frankfurt	Buchhandlung	Alt
Gartenstraße 134		
Frankfurt	Buchhandlung	Hugendubel
Aug.-Schanz-Str. 33		
Frankfurt	Medizin am Klinikum	Friederike Jung
Gartenstr. 177		
Freiburg	Buchhandlung	Herder
Kaiser Joseph Str. 180		
Freiburg	Buchhandlung	Hans Ferdinand Schulz
Friedrichring 13		
Gießen	Buchhandlung	J. F. Lehmanns
Frankfurter Straße 42		
Göttingen	Buchhandlung	Deuerlich
Weender Straße 33		
Halle	Buchhandlung	J. F. Lehmanns
Universitätsring 7		
Hamburg	Buchhandlung	J.F. Lehmanns
Hermannstraße 17		
Hamburg	Buchhandlung	Otto Spatz
Curschmannstr. 24		
Hannover	Buchhandlung	Schmorl & v. Seefeld
Bahnhofstr. 14		
Heidelberg	Buchhandlung	Haug
Bergheimer Sr. 102		
Jena	Jenaer	Uni-Buchhandlung Dr. K. Mattäus
Schloßgasse 3/4		
Karlsruhe	Buchhandlung	Buchkaiser
Kaiserstraße 199		
Kassel	Buchhandlung	Freyschmidt
Obere Königstraße 23		
Kaufbeuren	Buchhandlung	Edele
Salzmarkt 14		
Kempten	Buchhandlung	Dannheimer
Bahnhofstr. 4		

STAMMBUCHHANDLUNGEN

Kiel	Buchhandlung	Brunswiker
Brunswiker Str. 23-25		
Kiel	Buchhandlung	Mühlau
Holtenauer Str. 116		
Koblenz	Buchhandlung	Reuffel
Löhrstraße 92		
Köln	Buchhandlung	Bouvier
Edsel-Ford-str. 26		
Köln	Buchhandlung	Gonski
Neumarkt 18a		
Löhne	Versandbuchhandlung	Er - Leben
Rudolfstr. 2		
Mainz	Buchhandlung	J. F. Lehmanns
Binger Str. 18		
Mainz	Buchhandlung	Johann Gutenberg
An der Universität		
Mannheim	Buchhandlung	Prinz
T 1		
Mannheim	Buchhandlung	Tobias Löffler
B1, 5 Breite Straße		
München	Buchhandlung	Hugendubel
Marienplatz		
München	Buchhandlung	Hugendubel
am Stachus		
München	Buchhandlung	J.F. Lehmanns
Pettenkofer Str. 18		
München	Buchhandlung	Müller & Steinicke
Lindwurmstr. 21		
München	Buchhandlung	Otto Spatz
Schillerstr. 51		
Münster	Buchhandlung	J.F. Lehmanns
Hufferstraße 69		
Münster	Buchhandlung	Regensberg
Alter Steinweg 1		
Nürnberg	Buchhandlung	Büttner
Adlerstraße 10 - 12		

STAMMBUCHHANDLUNGEN

Nürnberg	Buchhandlung	Hugendubel
Ludwigsplatz 1		
Osnabrück	Buchhandlung	Jonscher
Domhof 6		
Regensburg	Buchhandlung	Hugendubel
Regensburg	Buchhandlung	Pustet
Gesandtenstraße 6-8		
Regensburg	Buchhandlung	Universum
Obere Bachgasse 21		
Straubing	Buchhandlung	Pustet
Theresienplatz 41		
Stuttgart	Buchhandlung	Wittwer
Königstraße 30		
Überlingen	Buchhandlung	Plassmann
Turmgasse 8		
Ulm	Buchhandlung	J.F. Lehmanns
Wengengasse 27		
Villingen	Versandbuchhandlung	Ingrid Struß
Schuberstr. 37		
Wiesbaden	Fachbuchhandlung	Bräuer
Friedrichstr. 39		
Würzburg	Buchhandlung	Hugendubel
Schmalzmarkt 12		
Würzburg	Buchhandlung	Knodt
Textorstraße 4		